Aktiv kontra Osteoporose

AF860728

Aus Gründen der besseren Lesbarkeit haben wir uns entschlossen, durchgängig die männliche (neutrale) Anredeform zu nutzen, die selbstverständlich die weibliche mit einschließt.

Das vorliegende Buch wurde sorgfältig erarbeitet. Dennoch erfolgen alle Angaben ohne Gewähr. Weder die Autorinnen noch der Verlag können für eventuelle Nachteile oder Schäden, die aus den im Buch vorgestellten Informationen resultieren, Haftung übernehmen.

Wo Sport Spaß macht

Gudrun Paul & Violetta Schuba

Aktiv kontra Osteoporose

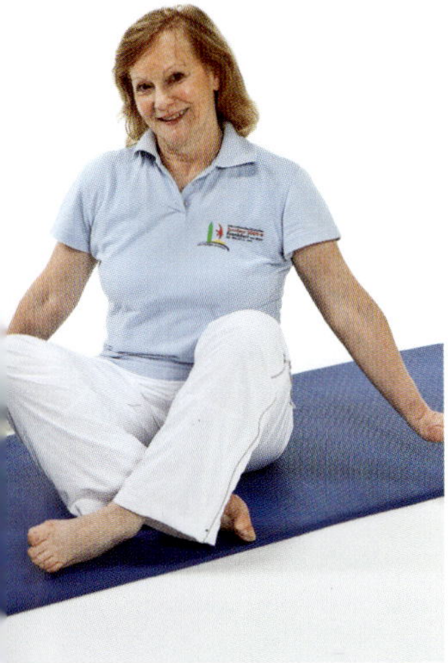

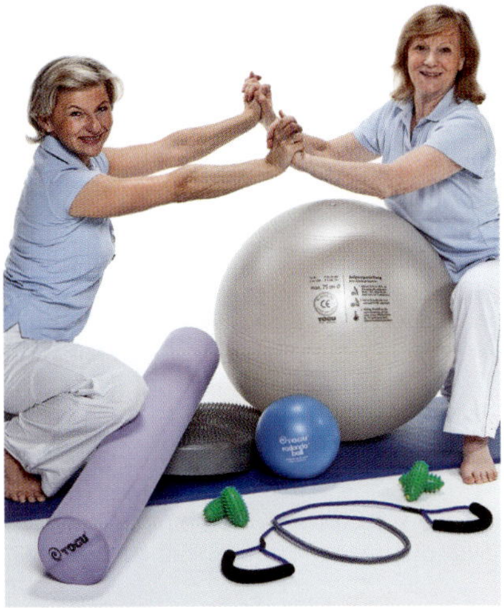

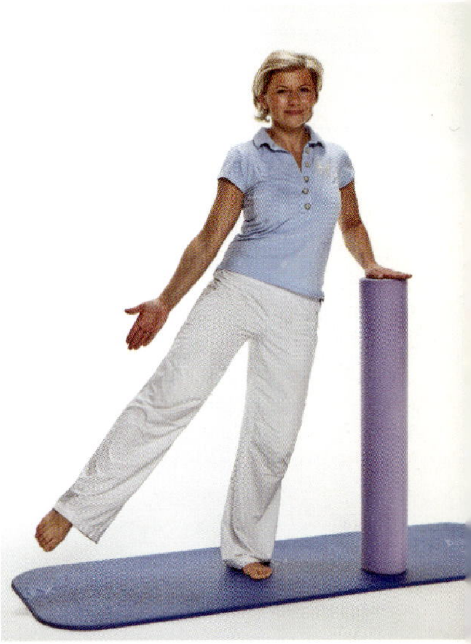

Stadtbüchereien
Landeshauptstadt Düsseldorf

Meyer & Meyer Verlag

Papier aus nachweislich umweltverträglicher Forstwirtschaft.
Garantiert nicht aus abgeholzten Urwäldern!

Aktiv kontra Osteoporose

Bibliografische Information der Deutschen Nationalbibliothek
Die Deutsche Nationalbibliothek verzeichnet diese Publikation in der Deutschen Nationalbibliografie; detaillierte bibliografische Details sind im Internet über <http://dnb.d-nb.de> abrufbar.

Alle Rechte, insbesondere das Recht der Vervielfältigung und Verbreitung sowie das Recht der Übersetzung, vorbehalten. Kein Teil des Werkes darf in irgendeiner Form – durch Fotokopie, Mikrofilm oder ein anderes Verfahren – ohne schriftliche Genehmigung des Verlages reproduziert oder unter Verwendung elektronischer Systeme verarbeitet, gespeichert, vervielfältigt oder verbreitet werden.

© 1998 by Meyer & Meyer Verlag, Aachen
3. überarbeitete Auflage, 2011
Auckland, Beirut, Budapest, Cairo, Cape Town, Dubai, Graz, Indianapolis,
Kindberg, Maidenhead, Melbourne, Olten, Singapore, Tehran, Toronto
Member of the World
Sport Publishers' Association (WSPA)
Druck: B.O.S.S Druck und Medien GmbH
Satz: satz_aeffchen@gmx.de • Kerstin Vonderbank
ISBN 978-3-89899-700-3
E-Mail: verlag@m-m-sports.com
www.dersportverlag.de

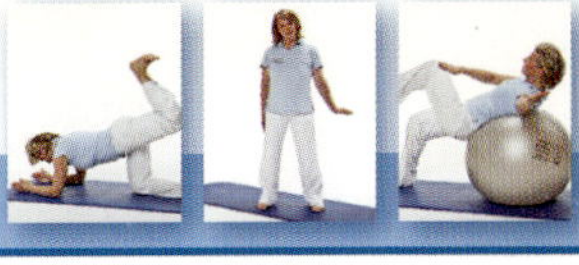

Inhalt

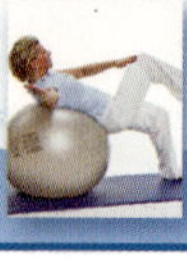
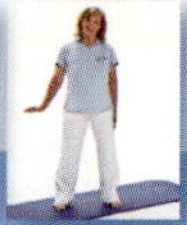
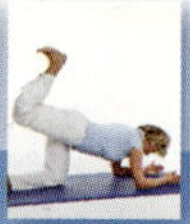

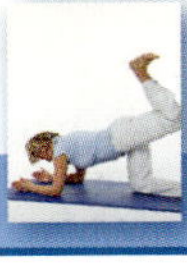

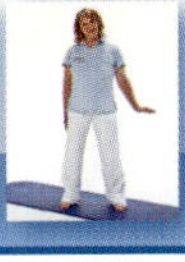

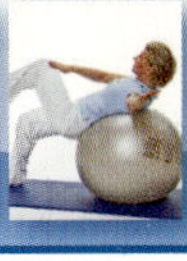

Vorwort 1

Die Anzahl der an Osteoporose erkrankten Menschen hat in den letzten Jahren stetig zugenommen. Neben den krankheitsbedingten strukturellen Veränderungen des Knochenskeletts stehen insbesondere die häufig auftretenden Einschränkungen bei der Durchführung der sogenannten *Aktivitäten des täglichen Lebens* im Mittelpunkt. Die im Verlauf einer Osteoporose auftretenden Einbußen der motorischen Fähigkeiten und Fertigkeiten führen nicht selten zu einer größeren Verletzungsgefahr im Alltag und vor allem zu erheblichen Einschränkungen in der Lebensqualität und einer zunehmenden Abhängigkeit von fremder Hilfe. Vor diesem Hintergrund wird die Bedeutung einer rechtzeitigen aktiven Prävention schon vor Beginn einer Osteoporose deutlich. Die Möglichkeiten sind vielfältig. Neben einer angepassten und ausgewogenen Ernährung kann insbesondere die regelmäßige Ausübung körperlicher Aktivitäten dazu beitragen, der Entstehung einer Osteoporose vorzubeugen. Im Vordergrund steht dabei die Aufrechterhaltung und Verbesserung koordinativer Fähigkeiten als Voraussetzung für eine langfristige Bewältigung der Alltagsaktivitäten und der Einsatz eines individuellen Muskeltrainings, mit dem einerseits die für die alltäglichen und sportlichen Bewegungsaktivitäten notwendige Muskelkraft erhalten werden kann und andererseits notwendige Reize für den Aufbau von Knochenmasse gesetzt werden können.

Dr. Gudrun Paul und Violetta Schuba haben in diesem Buch eine Vielzahl von Informationen zusammengefasst und verständlich aufgearbeitet. Das vorliegende Buch bietet für den engagierten und interessierten Laien eine reichhaltige Informationsquelle für eine wirksame Osteoporoseprophylaxe und liefert nicht zuletzt aufgrund der umfangreichen Darstellung von Übungsformen auch für die im Bereich der Osteoporoseprävention tätigen Bewegungsfachkräfte Ansätze für die praktische Arbeit.

Dr. phil. Klaus Pfeifer
Institut für Sport und Sportwissenschaften der
Johann-Wolfgang-Goethe-Universität
Frankfurt am Main
Abt. Prävention und Rehabilitation

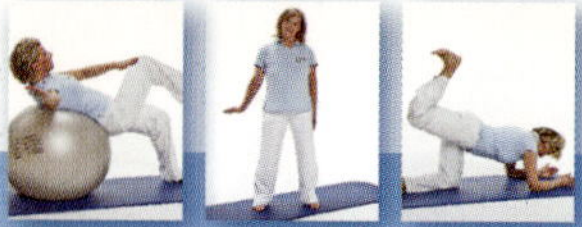

Vorwort 2

Im Zuge der demografischen Veränderungen in Deutschland erhält das Thema Osteoporose einen neuen Stellenwert, weil mit Zunahme der älteren Menschen auch der Anteil derjenigen Frauen und Männer sich erhöht, die daran erkranken. Wissenschaftliche Untersuchungen und Studien beweisen jedoch, dass Osteoporose kein unabänderliches Schicksal ist und das gerade gezielte Bewegung, d. h. vor allem gezieltes Krafttraining eine effektive Methode für eine wirksame Prävention ist. Knapp 70 % der Mitglieder im Deutschen Turner-Bund sind Frauen und Mädchen, über 3 Millionen Erwachsene treiben Sport in den Turnvereinen. Der DTB will mit diesem Buch helfen, die Übungsleiter für dieses Thema zu sensibilisieren, ihnen helfen, umsetzbare Strategien für eine Prävention in ihre Übungsstunden zu integrieren, um so der „Angst" mit sachlichen Informationen und vor allem mit „Aktivität" entgegen zu treten.

Darin sieht der DTB seine Chance, einen Beitrag zur Vorbeugung und Erhaltung der „Knochengesundheit" zu leisten.

Pia Pauly
Deutscher Turner-Bund
Abteilungsleiterin Allgemeines Turnen

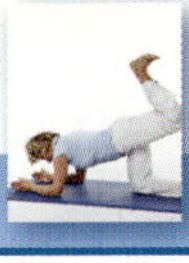

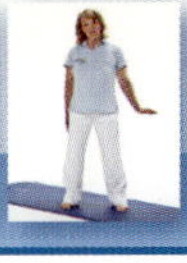

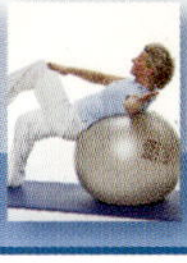

Einführung

oder auch überlegenswerte Gründe, das Thema **Osteoporose** unter dem Aspekt der Vorbeugung den Betroffenen, den Übungsleitern in den Vereinen und allen Interessierten nahezubringen.

Drei wesentliche Erkenntnisse bestimmen diese Gründe:

Erstens ist es die Tatsache, dass immer mehr Menschen, auch jüngere Frauen, Männer und sogar Kinder, an Osteoporose erkranken.

Nach aktuellen Aussagen von Experten wird Osteoporose als ein gesellschaftliches und ökonomisches Gesundheitsproblem mit hoher Priorität eingeschätzt. Osteoporotische Frakturen führen nicht nur zu irreversiblen Einbußen an Lebensqualität und Behinderungen, sondern sie verursachen nach konservativen Schätzungen in Deutschland derzeit jährlich auch etwa 2,5-3 Mrd € an direkten und indirekten Kosten. Hochrechnungen zufolge wird das Problem der Fragilitätsfrakturen in den kommenden Jahrzehnten aufgrund der demografischen Entwicklung an Brisanz um ein Vielfaches zunehmen. (Quelle: Dachverband Osteologie e. v.)

Es ist also kein Privatproblem des Einzelnen, vielmehr ein gesamtgesellschaftliches Problem. Inzwischen ist bekannt, dass die von Fachleuten als „Zivilisationskrankheit" bezeichnete Krankheit nicht allein eine Folge von Störungen im hormonellen Regulationssystem ist. Die medizinische Forschung hat inzwischen über 20 klinische Risikofaktoren identifiziert. Nicht jeder Risikofaktor führt zwangsläufig zu einer Osteoporose. Meist sind es mehrere Faktoren, die zu einem individuellen Risikoprofil führen.

Unumstritten ist, dass Osteoporose auch als Folge unausgewogener Ernährung und durch Bewegungsmangel entstehen kann. Gerade die Folgen des Bewegungsmangels werden heute leider noch zu häufig in ihrer Bedeutung als Risikofaktor unterschätzt.

Die moderne Medizin hat in den letzten Jahren enorme Fortschritte in der Diagnose und Behandlung von Osteoporose gemacht.

Aber auch die Ansprüche der Betroffenen haben sich verändert. Sie sind sensibler und aktiver geworden, was die zunehmende Zahl von Selbsthilfegruppen beweist.

Die therapeutische Behandlung stützt sich dabei im Wesentlichen auf die medikamentöse Therapie, die physikalische Therapie, die Ernährungsumstellung und den dosierten und gezielten Einsatz von Bewegung. Forschungsergebnisse erbrachten den Beweis, dass die medikamentöse Therapie durch Bewegung, vor allem durch das Krafttraining, sinnvoll unterstützt werden kann. Die Betreuung der von dieser Krankheit betroffenen Menschen liegt in der ausschließlichen Verantwortung dafür ausgebildeter Fachleute.

Ein **zweiter**, ganz wesentlicher Aspekt ist, dass im Gegensatz zu früheren Jahren sich immer mehr die Erkenntnis durchsetzt – **Osteoporose ist kein unabänderliches Schicksal.**

Nach Meinung vieler Experten kann heute mit relativ großer Gewissheit davon ausgegangen werden, dass Vorbeugen gegen Osteoporose von grundsätzlicher Bedeutung und in einem bestimmten Maße sehr gut möglich ist. In diesem Bereich setzt sowohl die Verantwortung des Einzelnen als auch die Wirksamkeit der Vereine und ihrer Sportgruppen ein.

Als **Hauptsäulen der Prävention** (Vorbeugung) gelten:

- Bewegung
  - regelmäßige und ausreichende körperliche Betätigung – denn Osteoporoseprävention ist Bewegungsmangelprophylaxe,
- Ernährung:
  - ausgewogene, knochenfreundliche, kalziumreiche Ernährung.
- Hormoneller Status und Stoffwechsel:
  - Geschlechtshormone, die für den optimalen Knochenstoffwechsel und somit für die Knochenstabilität verantwortlich sind.

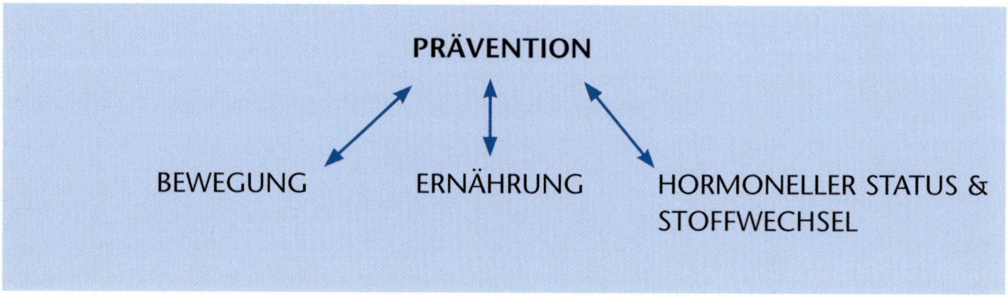

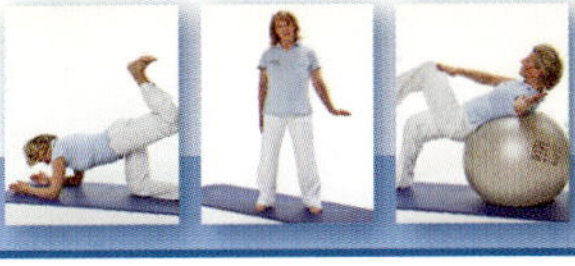

Drittens wird immer wieder deutlich, dass das Wissen über und um die Osteoporoseentstehung noch nicht ausreichend verbreitet und in das Bewusstsein der Menschen gerückt ist. Folglich sind Kenntnisse über die Krankheitsentstehung und der Risikofaktoren für die Aufklärung und Sensibilisierung wichtig und hilfreich. Präventionsprogramme mit dem Schwerpunkt – Sport und Bewegung in der Gemeinschaft – gewinnen zunehmend an Bedeutung. Insofern bietet sich gerade für die Vereine eine natürliche Chance und Verantwortung mit ihren vielfältigen, gesundheitsfördernden Sportangeboten, einen Beitrag zur Vorbeugung und Erhaltung der „Knochengesundheit" des Einzelnen zu leisten, denn

„WER RASTET, DER ROSTET!"

Das vorliegende Buch bietet deshalb neben leicht verständlichen Hintergrundinformationen zum Knochenaufbau, zur Osteoporosebehandlung und zur Ernährung vor allem ein praxisgerechtes Muskelkrafttrainingsprogramm an und soll Betroffenen bzw. Interessenten helfen und sie motivieren.

Für die Unterstützung bedanken wir uns bei den Firmen TOGU und Schmidts Sports ganz herzlich.

Grimma und Gelnhausen

Dr. Gudrun Paul und Violetta Schuba

1 Osteoporose – was ist das?

Osteoporose ist eine Stoffwechselkrankheit, die in erster Linie den Knochen betrifft und zu einem Schwund an Knochenmasse, -struktur und -funktion führt. Im Rahmen des Osteoporose-Weltkongresses in Kopenhagen 1990 wurde die nachfolgende Definition erarbeitet:

Osteoporose ist eine Erkrankung, die durch eine niedrige Knochenmasse und eine Verschlechterung der Mikroarchitektur des Knochengewebes charakterisiert ist (die Knochen werden dünner), wodurch es zu einer erhöhten Knochenbrüchigkeit (gesteigertes Frakturrisiko) kommt.

Der Begriff *Osteoporose* kommt aus dem Griechischen und lässt sich folgendermaßen übersetzen:

osteo heißt Knochen,
porose (von porös) bezeichnet die Höhlenbildung in Organen.

Allgemein ist bekannt, dass bei jedem Menschen mit zunehmendem Lebensalter Abbau-, Verschleiß- und Degenerationsprozesse stattfinden. Ein normaler, altersbedingter Verlust an Knochenmasse, der etwa ab dem 35.-40. Lebensjahr einsetzt, beträgt nach Angaben in der Fachliteratur bei gesunden Menschen ca. 0,5-1,5 % pro Jahr.

Damit verliert der Mensch unter normalen Lebensumständen zwischen dem 35. und 70. Lebensjahr etwa ein Drittel seiner Knochenmasse.

Nach dem heutigen wissenschaftlichen Erkenntnisstand bezeichnet man bereits den beschleunigten Verlust an Knochenmasse, der über diesen altersbedingten Knochenmasseverlust hinausgeht, als Osteoporose.

Generell wird zwischen *lokalisierter* und *generalisierter* Form der Osteoporose unterschieden.

Die **lokalisierte** Form der Osteoporose umfasst den Knochenmasseverlust in einem eng umgrenzten Bereich.

Die **generalisierte** Form ist die häufigere Form und umfasst die Minderung der Knochenmasse im gesamten Skelettsystem.

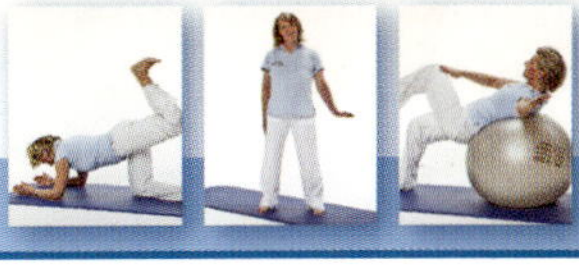

Es ist wichtig, zu unterscheiden, welche Veränderungen und Beschwerden im Verlauf der Osteoporose entstehen können. Eine weitere Einteilung aus der Sichtweise der Betroffenen kann folgendermaßen aussehen:

- **präklinische Osteoporose (Osteopenie)** – verminderte Knochensubstanz (im Vergleich zu Gesunden) ohne Knochenbruch, auch als Vorstufe der Osteoporose genannt;
- **Wirbelsäulenosteoporose** - Knochenbrüche an Wirbelkörpern;
- **Altersosteoporose** – Brüche der Röhrenknochen (Oberschenkelhals, Unter- und Oberarm).
- Die **Osteomalazie** (osteo – Knochen, Malacia – Weichheit) ist ebenfalls eine Erkrankung des Knochengewebes, die durch eine Stoffwechselstörung des Knochens ausgelöst wird. In den meisten Fällen handelt es sich um eine Störung des Vitamin-D-Stoffwechsels, seltener sind Störungen des Phosphat- und Kollagenstoffwechsels (Kollagen – Gerüstprotein der Knochengrundstruktur). Der Knochen erweicht und wird dadurch leicht verbiegbar. In diesem Fall kommt es nicht zum vermehrten Knochenabbau, wie es bei der Osteoporose der Fall ist, sondern es entwickelt sich eine fehlerhafte Zusammensetzung des Knochengewebes. Die Osteomalazie wird im Kindesalter als *Rachitis* oder auch als *Englische Krankheit* bezeichnet.

1.1 Formen der Osteoporose

Entsprechend der Krankheitsentstehung wird zwischen *primärer* und *sekundärer* Osteoporose unterschieden.

Primäre Osteoporose

Die Ursache der Krankheit liegt im Knochen selbst, d. h., es handelt sich um Störungen im Knochen, deren Entstehung im Einzelnen nicht genau bekannt sind. Auf ca. 95 % der Erkrankten trifft diese Form zu.

In der Fachliteratur wird bei der primären Osteoporose in eine **Typ-I-Osteoporose** und in eine **Typ-II-Osteoporose** unterschieden.

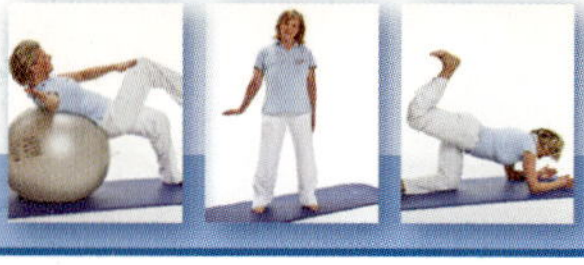

Die Typ I / postmenopausale Osteoporose

- tritt am häufigsten um das 50. Lebensjahr, d. h. während und nach den Wechseljahren auf;
- als Hauptursache gilt der Mangel an Sexualhormonen;
- betrifft vor allem Frauen;
- umfasst vorrangig das Bruchrisiko der Wirbelkörper;
- die postmenopausale Osteoporose oder auch als „Osteoporose der Wechseljahre" bekannt, ist die häufigste primäre Osteoporoseform.

Die Typ II / senile Osteoporose

- Die Krankheit tritt deutlich erst in späteren Jahren auf – über 70 Jahre;
- betroffen sind gleichermaßen Frauen und Männer;
- umfasst das Bruchrisiko der Wirbelsäule und der Knochen der Extremitäten.

Die nachfolgende Übersicht fasst diese Aussagen zusammen.

Tab- 1: In Anlehnung an: Laurizuen & Minne: (1990), Osteoporose

	Typ I	**Typ II**
Wer?	praktisch ausschließlich Frauen	2/3 Frauen und 1/3 Männer
Betroffener Altersbereich	50.-70. Lebensjahr. Im Falle einer manifesten Osteoporose tritt etwa 8-10 Jahre nach Eintritt der Wechseljahre der erste Knochenbruch auf.	Jenseits des 70. Lebensjahres erster Knochenbruch.
Hauptursachen	Hormonmangel	Hormonmangel, Mangel an Kalzium, Vitamin D, Bewegungsmangel.
Wo?	Betroffen sind hauptsächlich die Wirbel der Wirbelsäule mit Bruch der Wirbelkörper.	Betroffen sind die Wirbelkörper sowie die Röhrenknochen (Arme), Oberschenkelhalsbruch.
Wie viele?	1/3 aller Frauen in den Wechseljahren ist bedroht, wahrscheinlich viele Millionen Erkrankter.	Keine genauen Zahlen verfügbar.

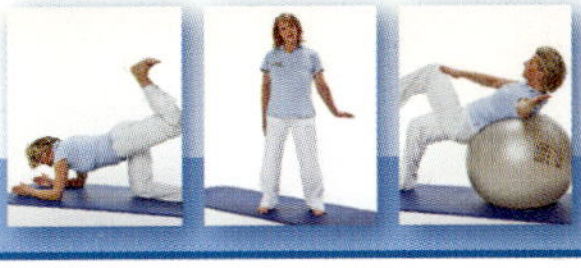

Sekundäre Osteoporose

Die sekundäre Osteoporose entsteht als Folge anderer Krankheiten, deren Ursachen größtenteils bekannt sind. Als häufige Ursache werden die ungenügende Aufnahme von Kalzium aus der Nahrung bzw. chronische Erkrankungen der Verdauungsorgane, Nieren- und Lebererkrankungen, Überfunktion der Schilddrüse, Zuckerkrankheit genannt.

Des Weiteren können hormonelle Störungen und erzwungener Bewegungsmangel als Ursachen gelten.

1.2 Anzeichen für eine Osteoporose

Die Osteoporose ist ein schleichender Prozess, der keine eindeutigen Symptome hat und nicht von Anfang an erkennbar ist. Krankheitszeichen können lange fehlen, sodass die Osteoporoseerkrankung zufälligerweise bei einer Röntgenuntersuchung oder bei auffälligen Laborwerten entdeckt wird.

Auffällig ist, dass Osteoporosebetroffene häufig über Schmerzen in befallenen Skelettabschnitten (Becken, Wirbelsäule, Oberschenkelknochen, Schienbein, Schulter, Schädel) klagen, die unter Belastung oder im Laufe des Tages zunehmen.

Es kommt zu äußerlich sichtbaren Veränderungen der Körpergestalt.

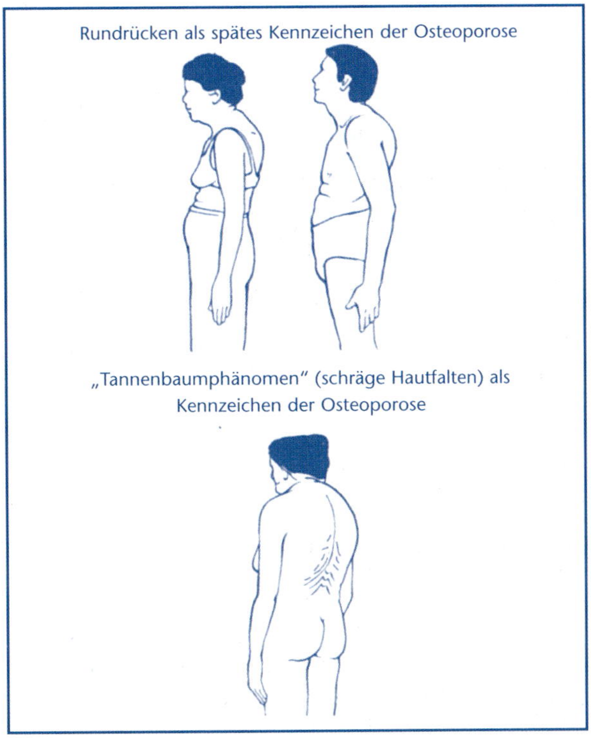

Abb. 1: Kennzeichen der Osteoporose

Ein verlässliches, aber spätes Zeichen ist ein stark gerundeter Rücken, der sogenannte *Witwenbuckel.*

Mit ihm geht, bedingt durch die vorhandenen Wirbelkörpereinbrüche, eine Rumpfverkürzung einher. Die Betroffenen können zum Teil bis zu ca. 15 cm und mehr kleiner werden. Auch das sogenannte *Tannenbaumphänomen*, das sind quer verlaufende Hautfalten im Rumpfbereich, erhärtet den Verdacht auf eine bestehende Osteoporose. Menschen, die bereits bei leichten Unfällen Knochenbrüche erleiden, kann man ebenfalls als osteoporosegefährdet einstufen.

1.3 Stadien der Osteoporose

International hat man sich bei der Beurteilung der Osteoporosesituation auf folgende Stadieneinteilung geeinigt:

Tab. 2: WHO-Stadieneinteilung der Osteoporose

Grad 0	Osteopenie	Knochenmineralgehalt vermindert (*T-Score: -1 bis -2,5), keine Frakturen
Grad 1	Osteoporose	Knochenmineralgehalt vermindert (*T-Score: < -2,5), keine Frakturen
Grad 2	Manifeste Osteoporose	Knochenmineralgehalt vermindert (*T-Score: < -2,5), 1-3 Wirbelkörperfrakuren
Grad 3	Fortgeschrittene Osteoporose	Knochenmineralgehalt vermindert (*T-Score: < -2,5), multiple Wirbelkörperfrakturen, oft auch extraspinale Frakturen

** T-Score siehe Seite 18*

1.4 Osteoporose bei Männern und Kindern

Waren von der Osteoporose bislang vor allem Frauen nach dem Einsetzen der Wechseljahre betroffen, so kommen heute zunehmend mehr Männer im mittleren und höheren Lebensalter hinzu. Etwa 20-30 % der Osteoporosefälle betreffen derzeit die Männer, wobei die Zahlen eine steigende Tendenz aufweisen. Osteoporose kann man also nicht mehr als reine Frauenkrankheit bezeichnen. Bei Männern stehen nicht vorrangig hormonelle Ursachen im Vordergrund, sondern es wird auf folgende Risikofaktoren verwiesen:

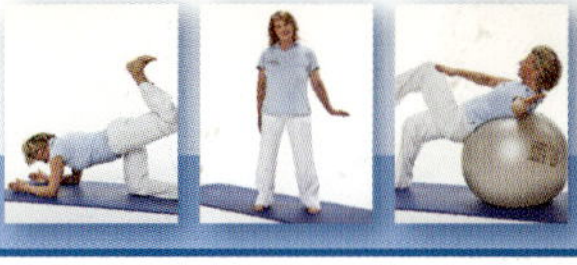

- chronischer oder Langzeitbewegungsmangel,
- Rauchen,
- Alkohol,
- langjährige Cortisonbehandlung,
- Leber- und Darmerkrankungen sowie
- Mangelernährung.

Auch ein Mangel des männlichen Geschlechtshormons, des Testosterons, kann die Osteoporose auslösen.

In der letzten Zeit häufen sich die Informationen in den Medien über die Osteoporose bei Kindern. Als eine Hauptursache werden gravierende Ernährungsmängel genannt. Zu den größten „Kalziumräubern" gehören Softdrinks (z. B. Cola-Getränke, Limonade) sowie Süßwaren (z. B. Gebäck, Kakao, Schokolade), die viel Phosphor enthalten. Phosphorreiche Ernährung und Kalziummangel führen letztendlich zu brüchigen Knochen. Auch andere Erkrankungen, wie juvenile Arthritis, Mukoviszidose, Morbus Crohn, chronische Leber- und Nierenstörungen, Organtransplantation, ... können die Entwicklung einer Osteoporose im Kindesalter auslösen.

1.5 Basis-Diagnostik bei erhöhtem Frakturrisiko

Wenn der begründete Verdacht auf eine Osteoporose besteht, sind Untersuchungen zur Bestätigung der Diagnose notwendig und sinnvoll. Zur Abklärung bedient sich der Facharzt spezieller Diagnostiktechniken. Der Knochenzustand kann z. B. durch eine Anamnese (u. a. Schmerzen, funktionelle Einschränkungen, Erkrankungen, frühere Stürze), durch den klinischen Befund, eine DXA-Knochendichtemessung und ggf. eine Röntgenuntersuchung der Brust- und Lendenwirbelsäule sowie durch eine Laboruntersuchung festgestellt werden. Es ist zu empfehlen, dass diagnostische Untersuchungen bei ein und demselben Facharzt und mittels gleicher Apparaturen vorgenommen werden, da nur so ein Vergleich des Knochenzustandes bzw. seiner Veränderungen möglich ist.

- *Röntgenbild*

Ein Röntgenbefund ist erst möglich, wenn bereits 30-40 % der Knochenmasse fehlen. Der Knochen ist dünner und wirkt durchscheinend. Durch Druck von oben entstehen keil- oder wannenförmig verformte Wirbelkörper.

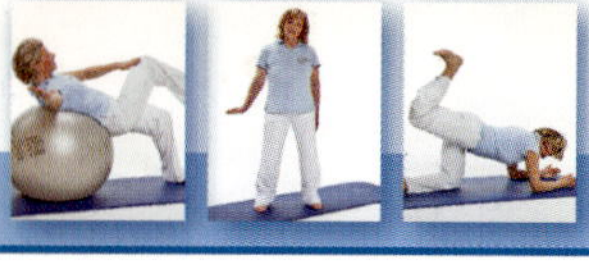

Das Röntgenbild sichert die Diagnose einer bereits aufgetretenen Osteoporose, kann aber leider erst recht spät gestellt werden.

- *DXA-Knochendichtemessung (Osteodensitometrie)*

Bei dieser Methode wird der aktuelle Gehalt der Knochenmineralien festgestellt und somit ist frühzeitig feststellbar, ob die Gefahr einer Osteoporose droht. Bei der DXA-Methode, als Standardmethode, wird eine Messung der T-Werte an der LWS (L2-L4) und am proximalen Gesamtfemur durchgeführt. Veränderungen der harten Knochenhülle und des Schwammknochens können genau registriert werden.

Der T-Score ist eine Messgröße bei der Diagnostik der Osteoporose. Der T-Score ist dabei ebenso wie der Z-Score ein Wert, der bei einer Knochendichtemessung (Osteodensitometrie) ermittelt wird. Er gibt an, wie stark bei einer jeweiligen Person die Knochendichte von der Knochendichte junger gesunder Erwachsener abweicht. Der Wert ist die sogenannte *Standardabweichung*, also ein Parameter aus der Statistik.

Das Messergebnis der Knochendichtemessung wird mit den Daten eines gesunden, gleichaltrigen Menschen von der selben Population verglichen. Andere Erkrankungen können jedoch das Messergebnis beeinträchtigen.

- *Blutuntersuchung*

Ziel der Blutuntersuchung ist es, andere oder ähnlich verlaufende Knochenstoffwechselerkrankungen abzugrenzen; z. B. Vitamin-D-Mangel, ein Überschuss an Nebenschilddrüsenhormon, Erkrankungen des Knochenmarks oder bösartige Tumore, ... Die Basislaboruntersuchung umfasst: Blutbild, BSG/CRP, Kalzium, Phosphat, Eiweißelektrophorese, Kreatinin, alkalische Phosphatase, Gamma-GT, TSH, ...).

- *Entnahme einer Knochenprobe*

Die Knochenprobe wird meist aus dem Beckenknochen entnommen. Es kann dann eine Diagnose mit größter Sicherheit gestellt werden.

1.6 Medikamentöse Therapie

Die medikamentöse Behandlung ist neben der knochenfreundlichen Ernährung und der Bewegung die dritte Säule der Osteoporosetherapie. Unterschieden wird zwischen zwei Arten von Wirkstoffen: der knochenaufbauenden und der

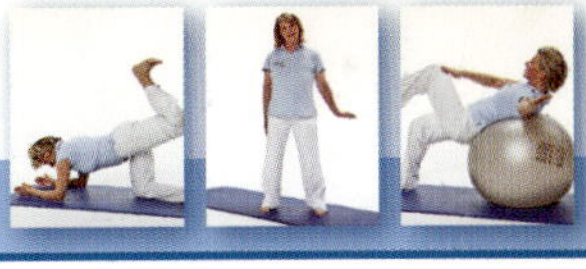

knochenabbauenden Gruppe. Die Wahl des Medikaments hängt von multiplen Faktoren ab. Die Entscheidung kann nur der behandelnde Arzt nach gründlicher Untersuchung des Patienten treffen.

Folgende Wirkstoffgruppen der Osteoporosemedikamente werden verabreicht:

- Östrogene, die direkt den Knochenabbau und die Kalziumausscheidung verhindern.
- Androgene sind männliche Sexualhormone und werden nur bei sehr schwierigen Fällen eingesetzt.
- Kalcitonin, das Hormon, das in der Osteoporosetherapie eingesetzt wird, wenn eine Therapie mit Östrogenen abgelehnt wird. Kalcitonin hemmt die Freisetzung von Kalzium und Phosphat aus den Knochen und fördert die Einlagerung dieser beiden Mineralstoffe in den Knochen. Weiterhin begünstigt es die Umwandlung von Osteoklasten (knochenabbauende Zellen) in Osteoblasten (knochenaufbauende Zellen).
- Bisphosphonate sind Phosphorverbindungen, die eine Art „Schutzschicht" bilden und somit die Angriffsfläche der Osteoklasten verringern.
- Kalzium und Vitamin D haben bei der Behandlung mit Östrogenen eine unterstützende Wirkung. Vitamin D verbessert die Kalziumresorption und verringert den Knochenabbau. Eine Tagesmenge von ca. 400-800 I. E. des Vitamin D und 1.000 mg/d des Kalziums werden empfohlen. Natürliches Kalzium kann mit der Nahrung leicht aufgenommen werden, sodass eine zusätzliche Supplementierung mit Kalziumtabletten nicht erforderlich ist.
- Fluoride fördern den Knochenaufbau, weil sie die Osteoblastenaktivität erhöhen. Eine übermäßige Fluoridzufuhr führt jedoch zu einer Störung der Knochenstruktur, was die Frakturanfälligkeit trotz erhöhter Knochendichte verstärkt. Aus diesem Grund werden Fluoride fast nicht mehr verabreicht.

Der empfohlene Korridor für den Beginn einer medikamentösen Therapie (nach der „DVO-Leitlinie-Osteoporose") ist ein 20 %iges (relative Therapieindikation) bis 40 %iges (absolute Therapieindikation) 10-Jahres-Schenkelhalsfrakturrisikoäquivalent. Dieses Risiko lässt sich aus dem Lebensalter, dem T-Wert der DXA-Messung und klinischen Zusatzrisiken ableiten.

Ein mindestens 20 %iges 10-Jahres-Schenkelhalsfrakturrisikoäquivalent ist ab folgenden Grenzwerten gegeben:

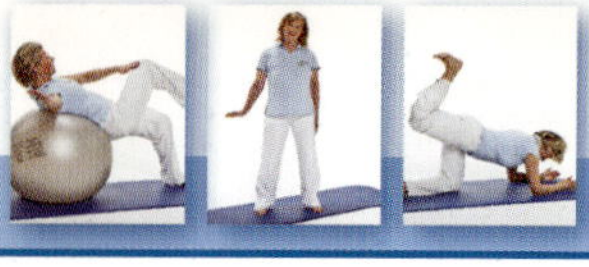

Beispiel:
Lebensalter 65-74 Jahre und T-Wert LWS oder Gesamtfemur kleiner als -2,5.

Bei der medikamentösen Therapie bei der postmenopausalen Frau könnten folgende Medikamente eingesetzt werden:
Alendronat®, Ibandronat®, Raloxifen®, Risedronat®, Strontium®, Teriparatid®.
Therapie beim Mann: Alendronat®.
Die Therapiedauer sollte mindestens 3-5 Jahre betragen.

Zusammenfassend gibt es diverse Faktoren (Alter, Fraktur ja/nein, T-Wert, Laborwerte, ...), die für die Therapie ausschlaggebend sind. Der Arzt entscheidet über die therapeutische Vorgehensweise individuell.

1.7 DVO-Leitlinie Osteoporose

Der DVO ist der Dachverband Osteologie. Alle deutschsprachigen ärztlich-wissenschaftlichen Fachgesellschaften, die sich mit den Erkrankungen des Knochens befassen, haben sich hierin zusammengeschlossen. Der DVO möchte gut über das Krankheitsbild der Osteoporose informieren. In Zusammenarbeit mit dem Bundesselbsthilfeverband für Osteoporose e. V. (BfO) hat er daher auch eine Patientenversion seiner Handlungsempfehlungen für Ärzte (genannt „Leitlinie") erarbeitet. Der Ablauf der Leitlinienerstellung ist im Internet unter www.dv-osteologie.org einsehbar.

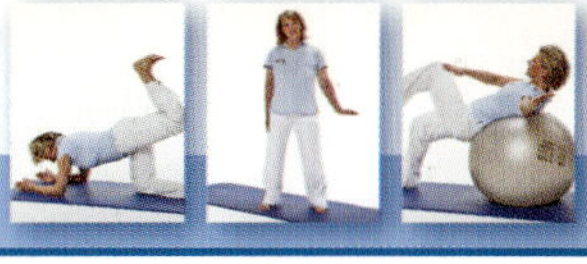

2 Kleine Knochenlehre

2.1 Funktion und Aufbau der Knochen

Abgeleitet von der eingangs formulierten Definition ist es für das Verständnis des Themas *Osteoporose* sinnvoll, über den Knochenaufbau und seine Funktion Kenntnis zu erlangen. Als *stille* Organe unseres Körpers leisten die Knochen wichtige Funktionen, die allzu oft im Alltag vergessen werden.

Die Knochen mit ihren gelenkigen Verbindungen ermöglichen dem Menschen im Zusammenspiel mit der Muskulatur die aufrechte Körperhaltung und die aktive Fortbewegung. Sie sind ein wesentlicher Schutz für empfindliche Organe, wie z. B. Herz, Lunge, Gehirn und Geschlechtsorgane.

Die Knochen tragen die Last unseres Körpers. Sie halten Druckbelastungen beim Laufen, Springen und Tragen schwerer Lasten ab. Im Knochenmark der Wirbelkörper und des Beckens werden Blutplättchen (Thrombozyten), rote Blutkörperchen (Erythrozyten) und weiße Blutkörperchen (Leukozyten) gebildet. Knochen sind auch für die Geräuschwahrnehmung empfindlich, so vermitteln z. B. die Gehörknöchelchen den Schall.

Die Knochen speichern größere Kalziummengen, sie stellen somit das größte Mineralstofflager unseres Körpers dar.

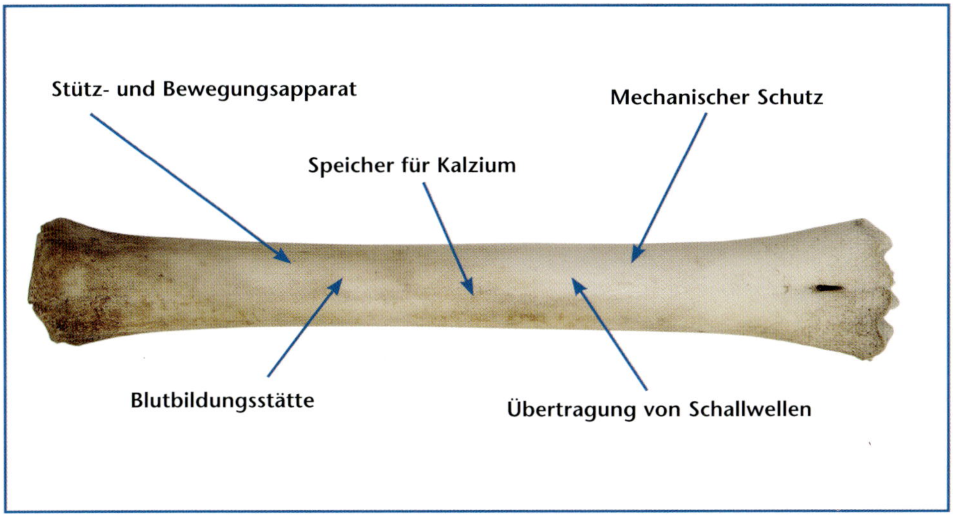

[Thinkstock]/[PhotoObjects.net]/[Hemera Technologies]

Abb. 2: Funktionen der Knochen

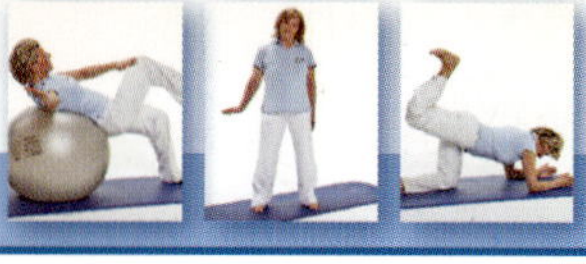

Das menschliche Skelett besteht aus etwa 220 großen und kleinen Knochen, die erstaunlich belastbar und elastisch sind. Diese Eigenschaften verdanken sie vor allem ihrer Architektur, ihrer Knochensubstanz und den im Knochen ablaufenden Prozessen. Die Struktur der Knochen wird von ihrer Funktion bestimmt. Nach ihrem architektonischen **Aufbau** wird zwischen zwei Knochenarten unterschieden:

Röhrenknochen sind innen hohl und bestehen aus dicht aneinandergelegten Knochenringen. Das Innere dieser Knochen wird vom fettreichen, gelben Knochenmark gefüllt. Röhrenknochen finden wir z. B. im Arm- und Beinbereich.

Schwammknochen bestehen aus zahlreichen, kleinen, netzartig angeordneten Knochenbälkchen. Beim Erwachsenen sind es die Stätten der Neubildung der roten Blutkörperchen. Die Wirbelkörper der Wirbelsäule bestehen vorwiegend aus den sogenannten *Schwammknochen.*

Knochen setzen sich aus zwei Hauptschichten zusammen:
- einer äußeren, harten Schicht – der **Kompakta** (Kortikalis),
- einer lamellenartig aufgebauten, weichen, inneren Schicht – der **Spongiosa** (Schwammknochen), die mit Knochenbälkchen durchsetzt ist.

Die meisten Knochen bestehen aus einer Kombination von Spongiosa und Kompakta, wobei der Anteil, je nach Anforderung, größer oder kleiner sein kann. Beide Schichten sind abhängig von ihrem Erbgut, der individuellen Belastung und der Lebensweise des Menschen.

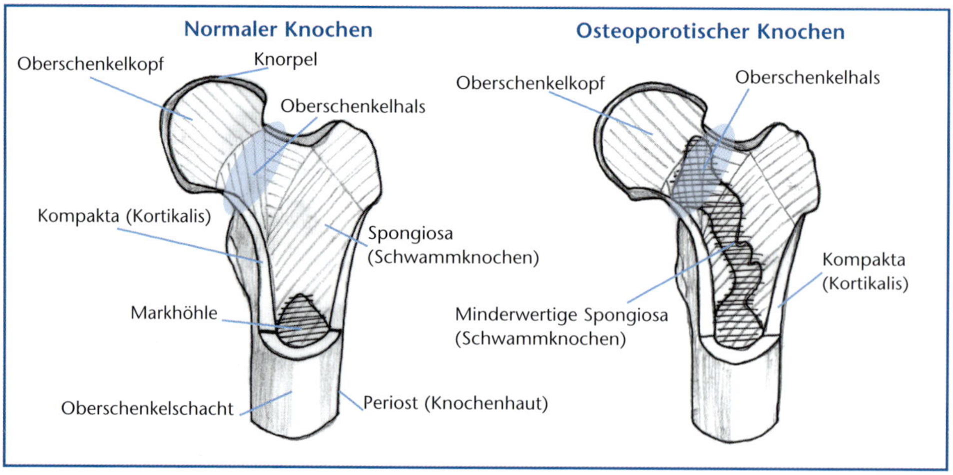

Abb. 3: Gegenüberstellung: normaler Knochen und osteoporotischer Knochen

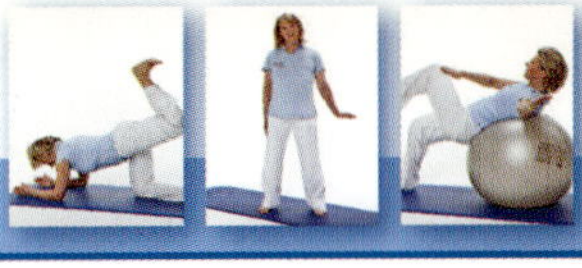

Bei Osteoporose kommt es, bedingt durch das Ungleichgewicht zwischen Knochenabbau und Knochenneubildung, zu einem Verlust an Knochenmasse, d. h., im Inneren des Knochens nimmt die Dichte der Knochenbälkchenstruktur ab und die äußere kompakte Knochenschicht wird dünner.

Somit wird der Knochen insgesamt dünner, poröser und frakturanfälliger.

Der osteoporotische Knochen ist an typischen Stellen besonders frakturanfällig. Die erhöhte Bruchgefahr besteht am Oberarm nahe dem Schultergelenk, am Unterarm nahe dem Handgelenk, am Oberschenkelhals und an den Wirbelkörpern.

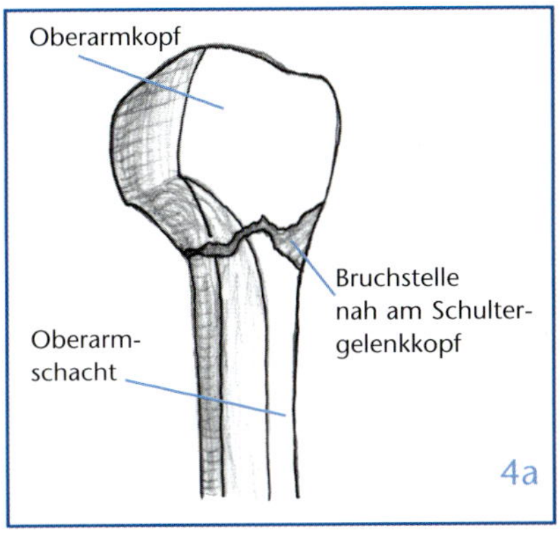

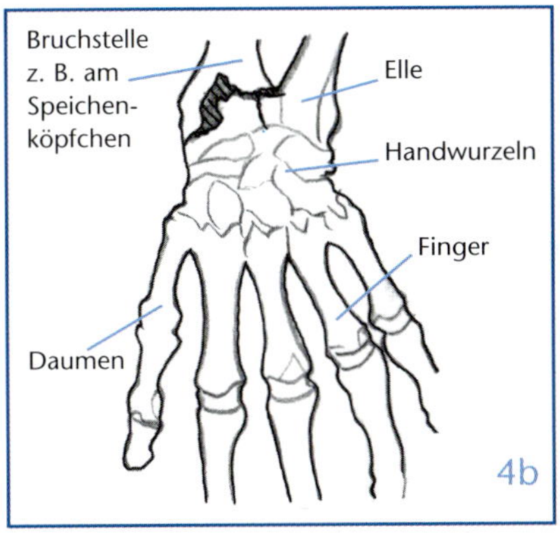

Abb. 4: Klassische Bruchstellen des Skeletts bei Osteoporose:
a) Am Oberarm, nahe dem Schultergelenkkopf
b) Am Unterarm, nahe dem Handgelenk
c) Am Oberschenkelhals
d) Im Wirbelkörper

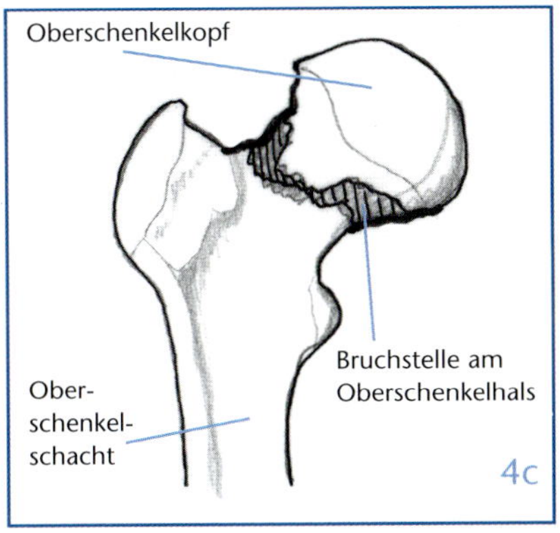

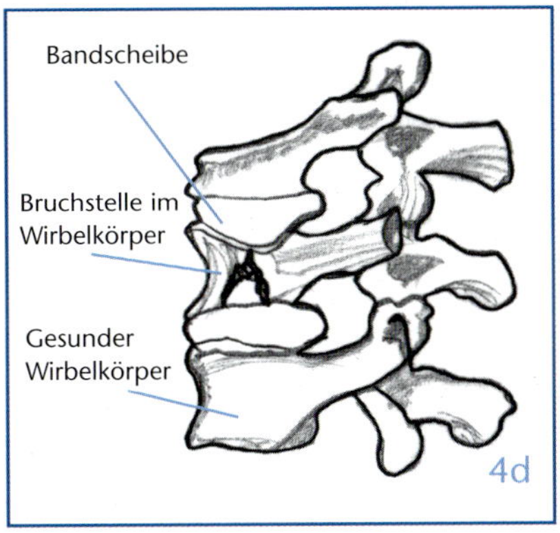

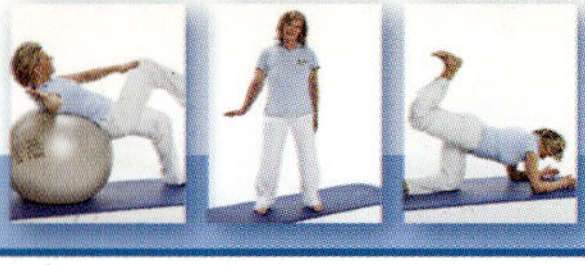

2.2 Zusammensetzung der Knochensubstanz

Im Zusammenhang mit der Osteoporose ist die Knochensubstanz von besonderem Interesse.

Die Knochensubstanz selbst besteht aus zwei Dritteln anorganischer Mineralien und einem Drittel organischer Stoffe. Die anorganischen Mineralien bestimmen die Festigkeit des Knochens, währenddessen die organischen Bestandteile für die Elastizität des Knochens verantwortlich sind.

Die drei wichtigsten anorganischen Mineralien sind:

Kalzium
Das mineralische Element Kalzium beeinflusst die Erregungsbildung und -leitung an Muskel- und Nervenzellen sowie das Immunsystem und die Blutgerinnung nach Verletzungen. Auch das Herz kann nur mithilfe von Kalzium seine Arbeit verrichten. Während der Phase des Knochenaufbaus als auch beim Knochenerhalt spielt die ausreichende Versorgung mit Kalzium ebenfalls eine große Rolle. Kalzium ist somit für die Knochenstabilisierung und andere Stoffwechselprozesse außerordentlich bedeutsam.

Kalksalze werden in der Zwischenzellsubstanz eingelagert und bestimmen Härte und Festigkeit des Knochens.

Der tägliche Bedarf beträgt bei Erwachsenen ca. 800-1.000 Milligramm.

Die Knochen speichern 99 % des Gesamtkalziums. Dies sind bei 70 kg Körpergewicht ca. 1.300 g Kalzium.

Die Knochen sind die Speicherorgane für Kalzium.

Phosphor
Unentbehrlich für die Härte und die Festigkeit der Knochen ist Phosphor. Phosphor ist im Knochen stets an Kalzium gebunden.

Der Tagesbedarf wird in der Regel über die tägliche Ernährung gedeckt, die allerdings z. T. zu viel Phosphor enthält.

Magnesium
Dieses Mineral wird ebenfalls in der Zwischenzellsubstanz eingelagert. Der tägliche Bedarf bei Erwachsenen beträgt ca. 300-400 Milligramm.

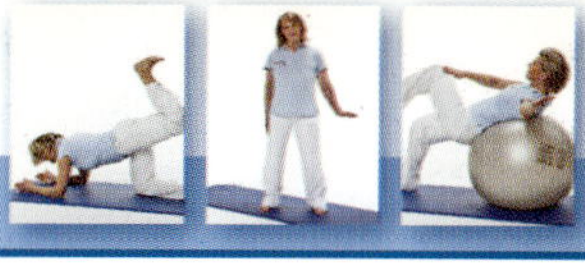

Organische Stoffe

Knochen enthalten als organische Bestandteile vor allem die eiweißreiche Grundsubstanz mit den Knochenzellen. Die *Knochenzellen* sind die Einrichtungen, die für die Bildung oder den Abbau des knöchernen Materials zuständig sind. Die den Knochen aufbauenden Zellen heißen *Osteoblasten*, die den Knochen abbauenden *Osteoklasten*.

Osteoblasten (B – wie „Bauer"):

- sind für den Aufbau zuständig;
- befinden sich dort, wo neue Substanz angebaut werden soll;
- während des Knochenbildungsprozesses verwandeln sie sich in Knochenzellen (Osteozyten), die sich dann durch Teilung nicht mehr vermehren können. Der Aufbau kommt an dieser Stelle zum Stillstand.

Osteoklasten (K – wie „Klauer"):

- sind die „Gegenspieler", sie bauen die Knochenmasse ab;
- der knochenauflösende Prozess wird durch das Hormon Kalzitonin beeinflusst. Dieses Hormon spielt somit eine wichtige Rolle für den natürlichen, aber auch krankhaft gesteigerten Abbau.

Als weitere organische Substanz existieren die *kollagenen Fasern,* die den Knochen Elastizität und Zugfestigkeit verleihen.

2.3 Knochen leben

Trotz ihrer Festigkeit und Härte sind Knochen kein totes Material. Unsere Knochen leben, sie wachsen, verformen sich bzw. können sich auch verkrümmen. Wie in allen lebenden Geweben vollziehen sich auch im Knochen ständige Auf- und Abbauvorgänge. So werden jährlich rund 5 % der gesamten Knochensubstanz umgebaut.

Der Knochenumbau wird in erster Linie durch die Knochenzellen (Osteozyten) mit ihren spezifischen Aufgabenstellungen (Osteoblasten/Osteoklasten) realisiert. Die knochenauf- und -abbauenden Vorgänge laufen dabei ständig nach dem gleichen Muster ab. Dieser immer wiederkehrende Vorgang wird auch als *Remodelingaktivität* bezeichnet.

Es erhebt sich an dieser Stelle die Frage, warum tut der Knochen dies. In erster Linie ist es ein „Sicherungsprozess", den die Knochenzellen gegenüber bestehenden bzw. beginnenden Abnutzungserscheinungen leisten. Sie reagieren auf feinste Schäden im Knochengewebe im Interesse der Erhaltung des Knochens. Lauritzen & Minne (1990) haben diesen Prozessverlauf sehr verständlich in der nachfolgenden Abbildung aufgearbeitet und zeigen auf, wie ein gut funktionierendes Knochenzellsystem reagiert.

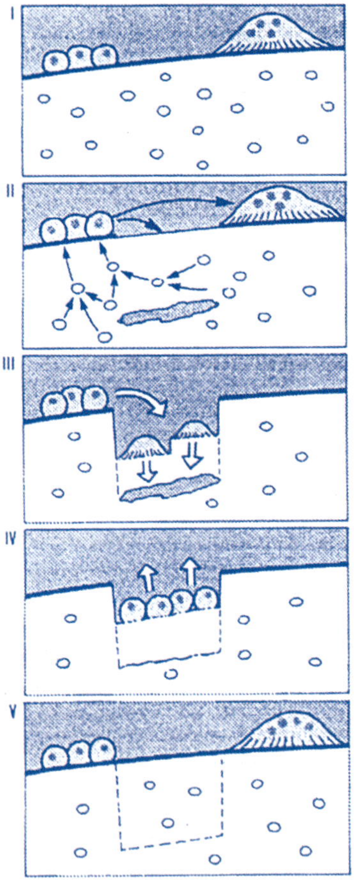

I: Ruhe vor dem Sturm.

II: Ein Riss im Knochen ist aufgetreten, Osteozyten alarmieren die Osteoblasten, Osteoblasten wecken die Osteoklasten und entfernen das schützende Osteoid.

III: Osteoklasten graben sich durch den Knochen bis zu dem Riss; Osteoblasten folgen ihnen in die Tiefe.

IV: Osteoblasten schließen den Defekt und füllen das Loch wieder, dabei mauern sich einzelne Osteoblasten ein und wandeln sich zu Osteozyten um.

V: Ruhe nach dem Sturm.

Abb. 5: Ablauf eines „Reparaturprozesses"

Fazit dieser Ab- und Aufbauvorgänge ist:
Wenn die Aktivität der Osteoklasten die der Osteoblasten übersteigt, wird Knochen abgebaut. Bei übermäßigem Abbau und vermindertem Aufbau kann sich Osteoporose entwickeln.

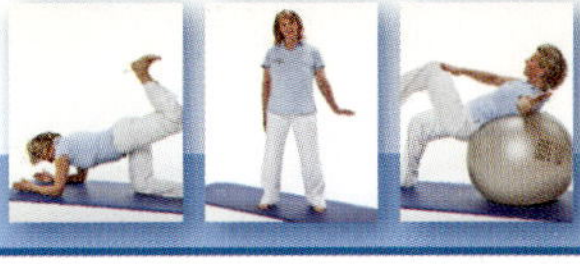

2.4 Steuerung des Knochenstoffwechsels

Ein wesentlicher Faktor zur Regulierung des Knochenstoffwechsels sind die *Hormone*. Sie werden über das Blut transportiert und wirken auf das gesamte Knochensystem. So steuern z. B. die Hormone des Kalziumhaushalts die Wege des Kalziums von seinem Eintritt in den Körper mit der Nahrung bis zu dem Zeitpunkt, wo das Kalzium unseren Körper auf natürlichem Wege wieder verlässt.

Drei Hormone sind in erster Linie am Ein- und Ausbau von Kalzium beteiligt.

Parathormon (PTH):

- Wird in den Nebenschilddrüsen gebildet.
- Mobilisiert bei Kalziummangel den Entzug des Kalziums aus dem Knochengewebe; dadurch erhöht sich der Blutkalziumspiegel – die Kalziumausscheidung über die Niere wird gesteigert.
- Aktiviert wiederum das Vitamin D.
- Wirkt knochenmasseabbauend.

Vitamin D:

- Hat mehr Hormon- als Vitamincharakter.
- Wird u. a. bei genügender Einwirkung von Sonnenenergie gebildet.
- Wirkung des Vitamin D wird durch das Parathormon beeinflusst und sorgt dafür, dass mehr Kalzium aus dem Darm aufgenommen und in den Knochen eingebaut wird.
- Es ist der „Türöffner" für das Kalzium. Ein Vitamin-D-Mangel führt mittelfristig bei Kindern zu Rachitis und bei Erwachsenen zu Osteomalazie (Knochenerweichung).

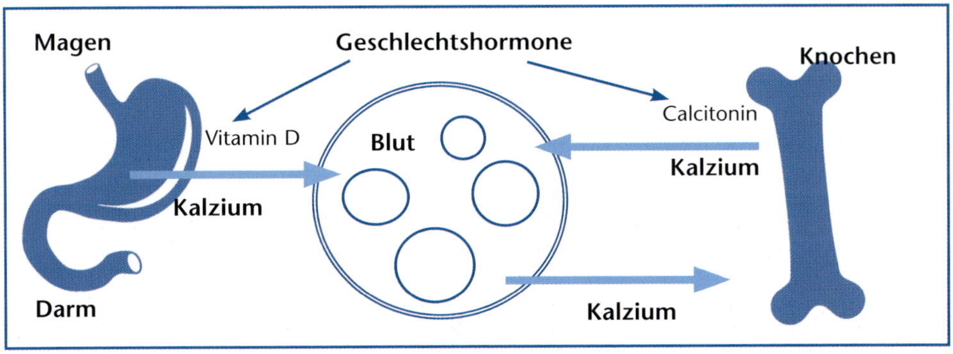

Abb. 6: Hormone regeln den Kalziumhaushalt.

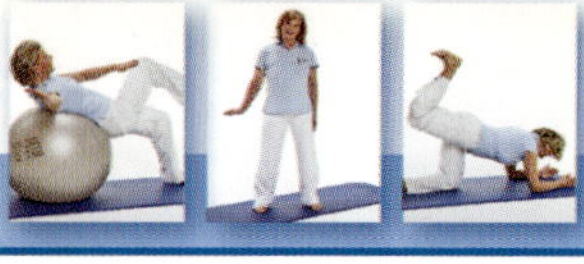

Kalzitonin:

- Wird in der Schilddrüse produziert.
- Es ist der Gegenspieler des Parathormons, indem es den Kalziumeinbau in den Knochen fördert.
- Hemmt den Knochenabbau.
- Reguliert mit dem Parathormon den Kalziumspiegel im Blut.

Östrogene/Androgene
Auch die Geschlechtshormone haben einen Einfluss auf den Knochenstoffwechsel. Bei der Frau sind es die **Östrogene** und beim Mann das **Androgen** (Testosteron).

Geschlechtshormone unterstützen die Wirkung von Kalzitonin und Vitamin D und sind somit mitbeteiligt an der Erhaltung der Knochensubstanz.

2.5 Knochenmasse

Die Knochenmasse variiert im Laufe des Lebens, wobei es in der Wachstumsphase zu einer stetigen Zunahme kommt.

Mit Abschluss der Pubertät sind 99 % der Skelettmasse aufgebaut. Die **Spitzenknochenmasse, „peak bone mass"**, wird zwischen dem 25. und 35. Lebensjahr erreicht, danach reift der Knochen aus. Bedingt durch vielfältige individuelle Unterschiede verfügen die Menschen über unterschiedliche Spitzenknochenmassemengen.

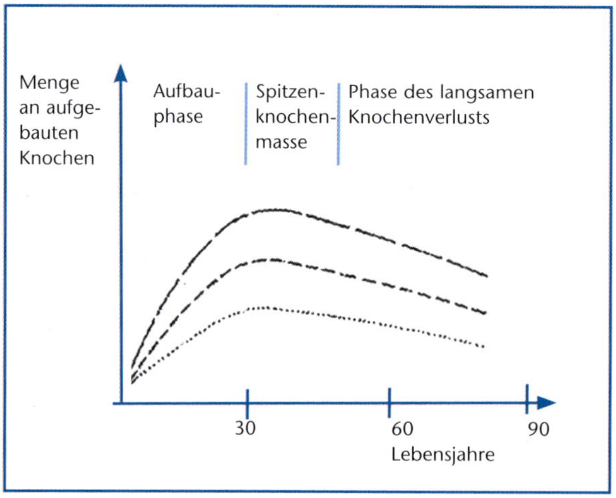

Etwa um das 35. Lebensjahr setzt eine Stagnation ein, d. h., die Knochenmasse bleibt zunächst stabil. Dies bezeichnet man als **Plateauphase**.

Danach setzt die das Altern begleitende Phase des langsamen Knochenverlusts ein (0,5-1,5 % pro Jahr).

Abb. 7: Knochenaufbau, Knochenabbau bei drei verschiedenen Menschen

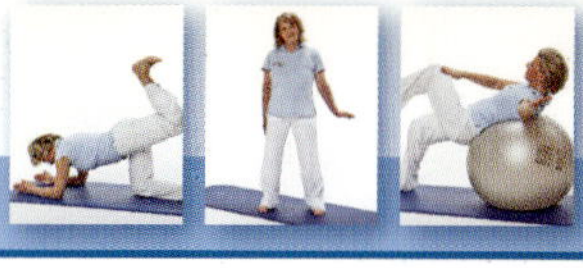

Fazit: Den Grundstein für die Knochengesundheit legen wir in den jungen Jahren, um dann darauf ein ganzes Leben zurückzugreifen.

Alle Vernachlässigungen, Krankheiten, falsche Ernährung, Bewegungsmangel oder unangepasste Bewegung werden auf diesem Konto registriert.

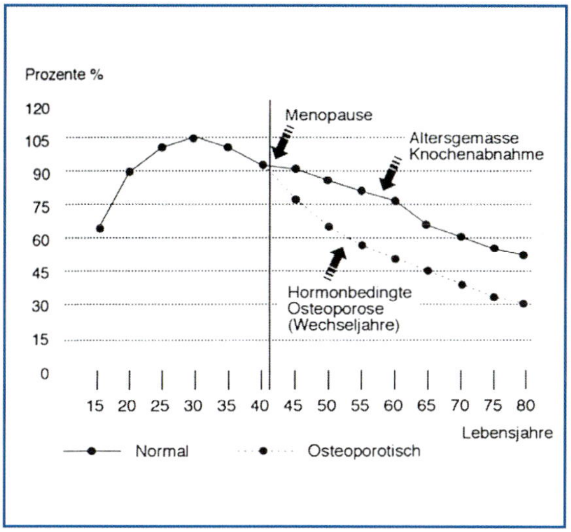

Die Knochenmasse ist sehr stark von den Sexualhormonen abhängig. Dies wird besonders deutlich in der Phase, wo sich der Hormonstoffwechsel ändert, wie z. B. während und nach dem Klimakterium der Frau.

Der nachfolgende grafische Verlauf (entlehnt an Freiwald & Kruse, 1995) macht diese Aussage deutlich.

Abb. 8: Grafischer Verlauf von Knochenverlust bei Frauen

2.6 Anpassungsfähigkeit der Knochen

In zahlreichen Veröffentlichungen (Baumann & Leye, 1997) und Untersuchungen konnte der Nachweis erbracht werden, dass der Knochen sich bestimmten Belastungen anpasst, auch wenn der Eindruck vorhanden ist, dass der Knochen unveränderlich in seiner Form, seinem Aufbau und in seiner Festigkeit ist.

So bestätigen Untersuchungen an Sportlern, dass in jedem Lebensalter Knochenmasse durch ein entsprechendes Training aufgebaut bzw. auf einem bestimmten Niveau gehalten werden kann. Als Gegenbeispiel sind hierfür Messergebnisse an Astronauten genannt. Im Zustand der Schwerelosigkeit, die mehrere Wochen andauerte, konnten deutliche Knochenabbauerscheinungen nachgewiesen werden.

Ein Knochen kann nur kräftig werden bzw. bleiben, wenn er regelmäßig und langfristig äußere Reize zum Wachstum erhält.

Damit ist eine wesentliche Begründung und Motivation genannt, aktive körperliche Bewegungsformen zur Prävention und Therapie einzusetzen.

Wie vollzieht sich das?

Bei jeder Bewegung wird ein Zug am Muskel und letztlich über den Muskelausläufer, die Sehne, am Knochen bewirkt.

Je stärker dieser Zug ist, umso mehr werden die Osteoblasten zur Aufbautätigkeit angeregt. Ziel dabei ist, die Knochenmasse zu erhöhen, um so den Knochen vor einem Bruch durch zu starke Belastung zu schützen.

Nimmt die Belastung des Skeletts durch Immobilität oder Abnahme der körperlichen Aktivität ab, verringert sich der **Osteoblastenreiz** und ebenso die Knochenmassezunahme.

Selbst im hohen Lebensalter gelten dabei im Prinzip die gleichen biomechanischen Gesetzmäßigkeiten zum Aufbau und Erhalt des Knochens, wie in jüngeren Lebensjahren.

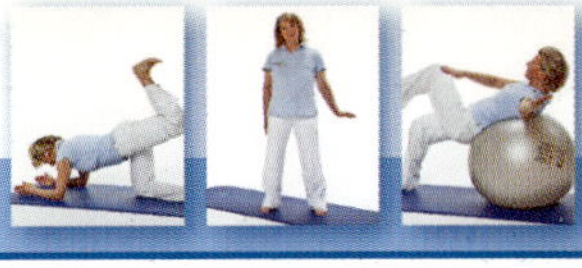

3 Osteoporose der Wirbelsäule

Ein wichtiger Symptombereich bei beginnender bzw. fortgeschrittener Osteoporose ist die Wirbelsäule.

Oftmals signalisieren Rückenschmerzen allgemeiner Art oder besonders Schmerzen im Brust- und Lendenwirbelsäulenbereich den Beginn bzw. das Vorhandensein osteoporotischer Veränderungen.

Der Verlust an Knochenmasse führt zu einer spürbaren Beeinträchtigung der Struktur und Funktion der Wirbelkörper, es kommt zu einer Wirbelkörperverformung. Diese führt u. a. dazu, dass die Wirbelkörper ihre Funktion als stützendes Element verlieren. Bei ungünstigen Belastungen kann es zu Wirbelkörpereinbrüchen kommen.

Die häufigsten Wirbelkörpereinbrüche werden im Bereich der unteren Brustwirbelsäule und in der Lendenwirbelsäule festgestellt, wo die Belastung der Wirbelsäule am größten ist. Damit verändert sich die Gesamtstatik der Wirbelsäule entscheidend. Alle Teile, wie Bandscheiben, Bänder, Sehnen, Wirbelgelenke und vor allem die Muskeln, sind davon betroffen.

Der Bruch der Wirbelkörper kann zu einer Verformung der Wirbelsäule (Rundrücken) führen, die sich in einer verstärkten Brustkyphose und Lendenlordose zeigt. Die Folge davon ist, dass die betroffenen Menschen kleiner werden. Die nachfolgende Darstellung macht dies deutlich. Diese Funktionseinschränkungen führen sowohl im muskulären Bereich als auch im Bereich der Atmungs-, Verdauungsorgane und anderer Organe zu Beeinträchtigungen.

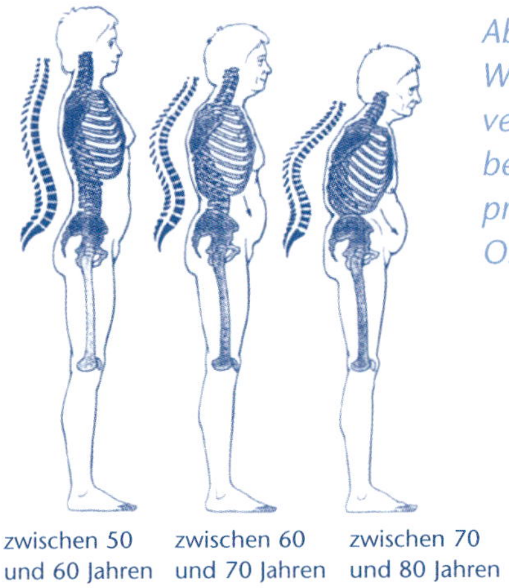

Abb. 9: Wirbelsäulenveränderung bei ausgeprägter Osteoporose

Durch die Wirbelsäulenverformung entstehen z. T. sehr schmerzhafte Muskelverspannungen, besonders die Rumpfmuskulatur ist davon betroffen.

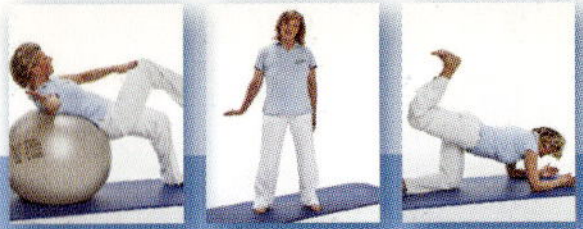

4 Risikofaktoren

Die Fragestellung, ob und zu welchem Zeitpunkt ein Mensch an Osteoporose erkrankt, kann nicht eindeutig beantwortet werden. Offensichtlich müssen mehrere Faktoren zusammentreffen, ehe die Knochenmasse übermäßig abgebaut wird. Somit helfen Kenntnisse über osteoporosebegünstigende Risikofaktoren, diese auszuschalten und ermöglichen es, im Sinne der Prävention zu handeln. Man könnte zwischen den **unbeeinflussbaren** und den **beeinflussbaren Faktoren** unterscheiden.

4.1 Unbeeinflussbare Faktoren

Genetische Faktoren
Untersuchungen bestätigen, dass Erbfaktoren das Risiko der Osteoporoseentstehung beeinflussen können. Dagegen kann man sich natürlich nicht schützen.

Hormonmangel
Geschlechtshormone haben bei Frauen und Männern einen regulierenden Einfluss auf die Knochenmasse. So kann das Geschlechtshormon Östrogen einen übermäßigen Knochenabbauprozess verhindern und über das wirkende Vitamin D die Kalziumaufnahme begünstigen. Folglich wirkt sich ein Mangel an Sexualhormonen, der z. B. nach der operativen Entfernung von Eierstöcken auftritt, negativ auf den Knochenumbau aus.

Besonders gefährdet sind Frauen, die sehr früh in die Wechseljahre kommen.

Tatsache ist aber, dass zwar alle Frauen im mittleren Alter einen Mangel an Sexualhormonen haben, aber nicht jede Frau osteoporosegefährdet ist. Folglich sollte der normale Östrogenmangel nicht in jedem Fall überbewertet werden, zumal in der Fachliteratur der Hormonmangel nicht als alleiniger Risikofaktor definiert wird.

Erkrankungen
Das Risiko zur Osteoporose wird durch bestimmte Krankheiten und verabreichte Medikamente erhöht. Im Besonderen werden diesbezüglich Erkrankungen des Magen-Darm-Traktes aufgeführt sowie hormonelle Störungen, die die Kalziumaufnahme behindern.

Hier einige Erkrankungen, die eine Osteoporoseerkrankung auslösen könnten:

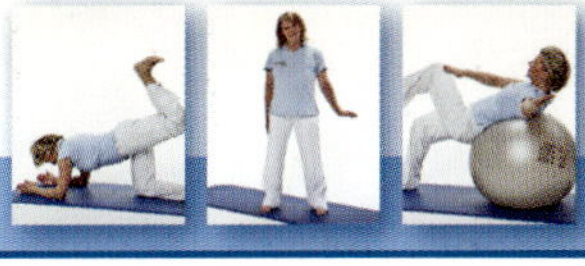

Chronische Erkrankungen des Magen-Darm-Traktes: Allgemeine Maldigestion und Malabsorption (fehlerhafte Verdauung und Nahrungsverwertung), chronische Durchfälle bei entzündlichen Darmerkrankungen, wie z. B. Morbus Crohn und Colitis ulcerosa oder bei der Zuckerkrankheit (Diabetes mellitus).

Hormonelle Ursache: Hypogonadismus (fehlende oder hochgradig verminderte Produktion von Sexualhormonen, wie Östrogenen bei Frauen und Androgenen bei Männern), Hyperthyreose (Überfunktion der Schilddrüse), Hyperparathyreoidismus (überschießende Produktion von Parathormon), Cushing-Syndrom (überschießende Produktion von Cortisol in der Nebennierenrinde).

Tumorerkrankungen: Insbesondere von den im Knochenmark gebildeten Zellen des Immunsystems ausgehende bösartige Tumore (Plasmozytom, auch „Kahler-Krankheit" oder multiples Myelom genannt).

Chronische Bronchitis: Ursache ist die häufig notwendige Langzeitbehandlung mit Cortisonpräparaten.

Rheumatoide Arthritis (Gelenkrheumatismus): Es handelt sich um chronische Entzündungsprozesse, die nicht nur die Gelenke, sondern auch die inneren Organe in Mitleidenschaft ziehen können. Die notwendige Cortisongabe kann negative Folgen auf den Knochenstoffwechsel haben.

Alkoholismus: Chronischer Alkoholmissbrauch führt zu Veränderung des Knochenstoffwechsels.

4.2 Beeinflussbare Faktoren

Bewegungsmangel

Auf den Zusammenhang zwischen Bewegung und Knochenaufbau wurde bereits in der kleinen Knochenlehre hingewiesen.

Fehlende regelmäßige und vor allem ausreichende Bewegung ist ein erheblicher Risikofaktor, der den Knochenabbau beschleunigt und sich besonders in der sekundären Osteoporose manifestiert. Der Verlust an Knochenmasse kann innerhalb weniger Monate ohne Bewegung bis zu 25 % oder mehr betragen. Aber auch die postmenopausale Osteoporose kann durch den Risikofaktor „Bewegungsmangel" mit begünstigt werden.

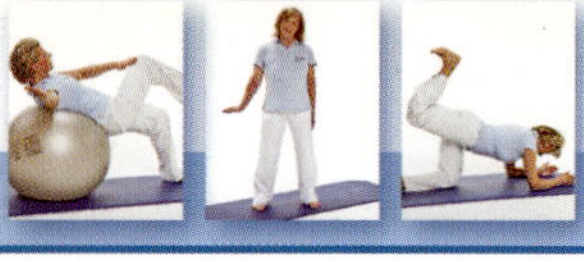

Der Knochen muss belastet werden, damit sein Aufbau gefördert wird, denn es gilt der Grundsatz:

Körperliche Bewegung fördert den Knochenerhalt, Bewegungsmangel begünstigt den Knochenabbau, denn Stillstand bedeutet Rückgang.

Kalziummangel

Für den Knochenaufbau ist eine ausgewogene Ernährung, vor allem mit Mineralstoffen sehr wichtig. Einen besonderen Stellenwert nimmt dabei Kalzium ein, das für den Knochenaufbau, die Stabilität und die Festigkeit des Knochens wichtig ist.

In der Regel verliert der Mensch täglich etwa 300 mg Kalzium, die durch die Nahrung ersetzt werden müssen. Lediglich knapp 40 % der mit der Nahrung aufgenommenen Kalziummenge wird im Darm aufgenommen, der Rest wird ungenutzt ausgeschieden.

Jüngere Menschen können eine längere Kalziumunterversorgung durch bestimmte Mechanismen ausgleichen, während der ältere Mensch mit zunehmendem Alter diese Anpassungsfähigkeit verliert. Somit wirkt sich ein geringeres Kalziumangebot im höheren Lebensalter spürbarer aus. Die Konsequenz davon ist die Gewährleistung eines höheren Tagesbedarfs an Kalzium.

Osteoporosepatienten weisen genau diesen Mangel auf.

Genussmittel: Alkohol, Kaffee, Rauchen

Als allgemeine Risikofaktoren gelten z. B. Genussmittel wie **Alkohol, Kaffee** oder **Rauchen**. Ihr Konsum erhöht die Ausscheidung von Kalzium und fördert somit den Knochenschwund. Raucherinnen zeigen in einer Untersuchung ein 5-10 %iges Defizit der Knochendichte und kommen durchschnittlich zwei Jahre früher in die Wechseljahre. Alkohol senkt wahrscheinlich die Aktivität der Osteoblasten. Mehr als zwei Tassen Kaffee täglich steigern ebenfalls die Kalziumausscheidung.

Untergewicht

Untergewichtige Menschen sind stärker gefährdet. Wer auf die Dauer zu wenig Nahrung zu sich nimmt, versorgt auch in einem unzureichenden Maße seinen Körper mit wichtigen Nährstoffen. Das kann zu Mangelerscheinungen führen. Außerdem verfügen diese Menschen über zu wenige Fettzellen, die auch nach den Wechseljahren noch Östrogene herstellen. Achten Sie also darauf, dass Sie weder Unter- noch Übergewicht erreichen. Jedes Pfund zu viel belastet das Knochengerüst, besonders die Gelenke.

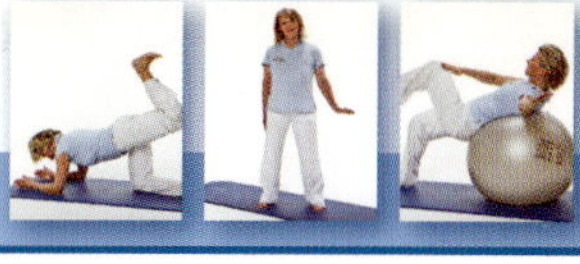

Die aufgezählten Risikofaktoren können, müssen aber nicht zur Osteoporoseentstehung beitragen.

Es gibt eine ganze Reihe von Erkrankungen, die mit einer Osteoporose verwechselt werden können, wie zum Beispiel Osteomalazie (Knochenerweichung), degenerative Wirbelsäulenveränderungen oder Morbus Paget (chronische Umbaustörung des Knochens durch eine erbliche Ursache oder durch eine Virusinfektion).

4.3 Risikofaktor Sturz

Wenn es schon bei leichten Stürzen zu Knochenbrüchen oder -rissen (Infraktionen) kommt, könnte es sich um osteoporöse Knochen handeln.

Besonders bei der Typ-II–Osteoporose mit den typischen Oberschenkelhalsbrüchen spielt das Sturzrisiko eine besondere Rolle, da Stürze mit einer unkontrollierten mechanischen Überbelastung des Knochens die häufigsten Bruchauslöser sind und komplizierte Brüche zur Folge haben.

Stürze können durch unterschiedliche Ursachen ausgelöst werden:

a) Durch innere Risikofaktoren

- Herz- und Kreislaufstörungen, Durchblutungsstörungen im Gehirn, Bluthochdruck können zu Schwindel und kurz andauernder Bewusstlosigkeit führen.
- Stoffwechselstörungen.
- Seh- und Hörstörungen, sie bedingen Unsicherheiten im Bewegungsablauf.
- Verlangsamte Wahrnehmungs- und Reaktionszeiten.
- Beeinträchtigung der allgemeinen Beweglichkeit durch Muskelschwäche, sie begünstigt ungeschickte Stürze.

b) Durch äußere Risikofaktoren

- Schuhwerk.
- Fehlende Verwendung von Gehhilfen.
- Ungenügende Sehhilfen.
- Glatte Fußböden, unebene Wege, Glatteis.
- Schlechte Beleuchtung.
- Hohe Teppichränder, … .

4.4 Sind Sie osteoporosegefährdet?

Ihr individuelles Risiko, an Osteoporose zu erkranken, können Sie mithilfe der folgenden Checkliste selbst abschätzen. Je häufiger Sie mit „JA" geantwortet haben, umso dringlicher raten wir Ihnen, Ihren Hausarzt aufzusuchen.

	JA	NEIN
Haben Sie Ihre Menstruation sehr spät bekommen und sind relativ frühzeitig in die Menopause gekommen?	☐	☐
Beträgt also die Zeit Ihrer Geschlechtsreife weniger als 35 Jahre?	☐	☐
Gab es in Ihrem Leben längere Phasen von Mangelernährung, vor allem bezüglich der Milchprodukte?	☐	☐
Sind in Ihrer Familie vermehrt Knochenbrüche aufgetreten?	☐	☐
War Ihr Körper schon längere Zeit ruhig gestellt; bedingt z. B. durch Unfälle oder Lähmungen?	☐	☐
Mussten Sie längere Zeit mit Cortison behandelt werden?	☐	☐
Haben Sie extreme Schlankheitskuren durchgeführt?	☐	☐
Waren Sie magersüchtig?	☐	☐
Trinken Sie häufig Cola- und Limonadengetränke?	☐	☐
Meiden Sie Milch und Milchprodukte? Trinken Sie viel Kaffee?	☐	☐
Rauchen Sie viel?	☐	☐
Sind Sie von Natur aus hellhäutig und grazil gebaut?	☐	☐
Trinken Sie übermäßig Alkohol?	☐	☐

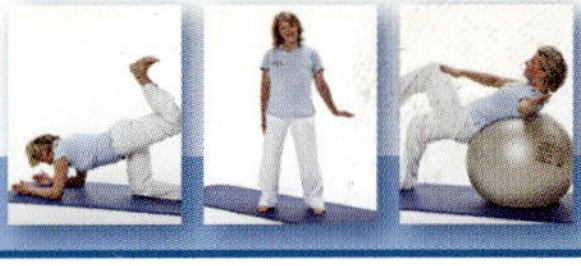

5 Ernährung und Osteoporose

Gesunde, vollwertige Ernährung hilft grundsätzlich, vorzubeugen und erweist sich mehr denn je als ein wesentlicher Stützpfeiler der Osteoporoseprävention. Langfristig vorbeugen bedeutet, bereits im Kindesalter durch die Ernährung die Voraussetzung für stabile, feste Knochen zu schaffen.

Unumstritten ist, dass eine richtige, vollwertige Ernährung – von Kindheit an – der Osteoporose vorbeugt.

Viele Menschen sollten deshalb im Interesse einer Osteoporoseprophylaxe ihre Ernährung auf eine knochenfreundliche umstellen.

Auch in der Osteoporosetherapie nimmt die Ernährung einen zentralen Stellenwert ein. Eine bestehende Osteoporose kann durch eine Ernährungsumstellung nicht geheilt, aber der Krankheitsverlauf verzögert bzw. verlangsamt werden. D. h., in diesem Falle ist eine entsprechend ausgewogene und kalziumreiche Ernährung zwingend erforderlich und kann stabilisierend wirken.

Einigkeit in den Ernährungsempfehlungen besteht darin, dass über eine vollwertige Kost dem Körper alle notwendigen Nähr- und Mineralstoffe sowie Vitamine und Spurenelemente, die er für seine Funktionen benötigt, zugeführt werden können.

Da bis ins hohe Alter die Knochensubstanz ständig auf- und abgebaut wird, benötigt der Knochen diese Baustoffe ein Leben lang.

Bei den Baustoffen handelt es sich insbesondere um die Mineralstoffe Kalzium und Phosphor. Des Weiteren ist das Vitamin D für die im Knochen stattfindenden Prozesse wichtig. Deshalb sollten wir diesen Bestandteilen bei der Ernährung die entsprechende Aufmerksamkeit schenken, zumal auf eine entsprechende Lebensmittelauswahl kurzfristig Einfluss genommen werden kann.

In Verbindung mit der Ernährung bei Osteoporose bzw. ihrer Prävention sind immer wieder Schlagworte wie *kalziumreich*, *knochenfreundlich* oder auch *Kalzium-Phosphor-Verhältnis* zu hören.

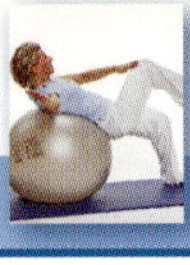
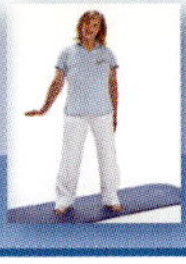
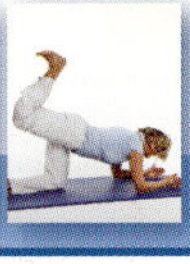

5.1 Warum ist die Kalzium- und Vitamin-D-Versorgung so wichtig?

Kalzium

Kalzium ist der wichtigste Mineralstoff für unsere Knochen. Es verleiht dem Knochen und dem Skelett die notwendige Stabilität. Ein Mangel an Kalzium kann zur Abnahme der Knochendichte führen.

Eine optimale Kalziumversorgung während des ganzen Lebens kann vor Osteoporose schützen. Die Kalziumaufnahme erfolgt über die tägliche Nahrung, wobei der Körper nur etwa 30-40 % im Durchschnitt tatsächlich verarbeitet. Hinzu kommt, dass Darm und Niere etwa 300-400 mg Kalzium pro Tag ungenutzt wieder ausscheiden. Will man also Schäden für den Knochen vermeiden, muss täglich ein höheres Quantum an Kalzium aufgenommen werden.

Der Kalziumbedarf ist abhängig vom Alter und Geschlecht und ändert sich z. B. während der Schwangerschaft, Stillzeit oder auch bei verschiedenen Krankheiten. Eine entsprechende Kalziumzufuhr ist vor allem in der Wachstumsphase – also im jugendlichen Alter – sinnvoll. **Eine ausreichende Kalziumversorgung in dieser Phase ist somit der entscheidende Faktor für eine wirksame Prävention im Alter.** Mit Beginn der Wechseljahre ist eine erhöhte Kalziumzufuhr empfehlenswert, um dem durch den Östrogenmangel entstehenden erhöhten Knochenmasseverlust entgegenzuwirken.

Die **Deutsche Gesellschaft für Ernährung** gab 1991 Richtwerte als Empfehlung für die tägliche Kalziumzufuhr heraus:

Lebensalter	Empfohlene Zufuhr pro Tag
Kindesalter	800 mg
Jugend (13-19 J.)	1.400-1.600 mg
Erwachsenenalter (20-30 J.)	1.200 mg
Erwachsenenalter (30-50 J.)	800-1.000 mg
Erwachsenenalter (> 50 J.)	1.500 mg
Schwangerschaft und Stillzeit	1.500 mg

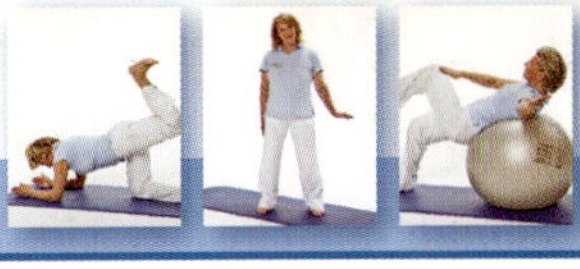

Welche Lebensmittel sind gute Kalziumlieferanten?

Gute Kalziumlieferanten auf einen Blick:

- Milch, Milchprodukte
- Grüne Gemüse
  - Grünkohl
  - Brokkoli
  - Fenchel
  - Lauch u. a.
- Kräuter
  - Petersilie
  - Kresse u. a.
- Nüsse
- Mineralwasser
- Fisch

Fördern die Aufnahme von Kalzium:

- Vitamin D
- Vitamin C
- Milchzucker

Vitamin D

Wie bereits genannt, ist es die Aufgabe von Vitamin D, den Kalziumstoffwechsel zu steuern. Vitamin D verbessert die Kalziumaufnahme durch den Darm und fördert den Einbau von Kalziumsalzen in den Körper. Obwohl die Bildung von Vitamin D durch das ultraviolette Licht der Sonne bewirkt wird, ist eine ausreichende Vitamin-D-Versorgung über die Nahrung in unseren Breiten notwendig. Gerade Kinder und ältere Menschen nehmen oft zu wenig Vitamin D zu sich. Unter den Lebensmitteln gibt es nur wenige Vitamin-D-Lieferanten. Reich an Vitamin D sind Milch, Milchprodukte, Butter und Hefe. Ein ausgiebiger Aufenthalt im Freien sollte auf dem täglichen Programm im Sinne der Vitamin-D-Bildung stehen.

Phosphor

Neben Kalzium ist Phosphor ein wichtiges Mineral und Baustein für unsere Knochen. Im Gegensatz zur durchschnittlichen Unterversorgung mit Kalzium nimmt der Körper über die Nahrung zu viel Phosphor auf, es kommt zu einem Missver-

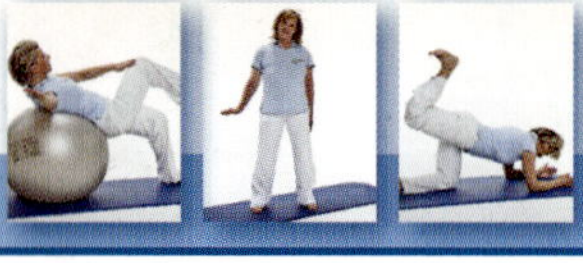

hältnis. Ein zu starker Überschuss an Phosphor wirkt sich negativ auf die Kalziumaufnahme aus dem Darm aus, was zu einem vermehrten Knochenabbau führen kann. Optimal ist, wenn das Kalzium-Phosphor-Verhältnis 1:1 beträgt. Vertretbar ist auch ein Verhältnis von 1:2. Allerdings weisen nur wenige Lebensmittel dieses Verhältnis auf. Mit unserer Nahrung wird oft das Doppelte bis Dreifache an Phosphor aufgenommen. Die allgemeinen Durchschnittswerte betragen 1:4. Mit dem Blick auf eine langfristige Osteoporoseprävention kann die Orientierung nur heißen: weniger Phosphor – mehr Kalzium.

Nahrungsmittel, die sehr phosphathaltig sind:

- Schokolade
- Limonadengetränke z. B. Cola
- Wurstwaren
- Dosengerichte
- Alle Lebensmittel, die in größeren Mengen Konservierungsstoffe enthalten.

5.2 Die Tagesration Kalzium

Pro Tag verlieren wir ca. 300 mg Kalzium über Urin, Schweiß und den Stuhl. Diese Menge muss unser Körper wieder ersetzen. Über die Nahrung kann der Körper nur ca. 30-40 % des Kalziums aufnehmen. Aus diesem Grund liegt der Tagesbedarf für den Erwachsenen bei ca. 800-1.000 mg. Die durchschnittliche Aufnahme beträgt ca. 500 mg.

Hier einige Beispiele, wie Sie die empfohlende Menge von 1.000 mg Kalzium pro Tag zu sich nehmen können. Verteilen Sie die Lebensmittelportionen am besten über den ganzen Tag.

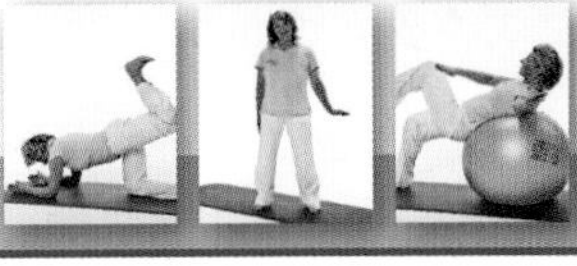

250 ml Milch	ca. 300 mg
2 Sch. Tilsiter, 30 % Fett	ca. 500 mg
2 Sch. Roggen-Vollkornbrot	ca. 45 mg
200 g Brokkoli	ca. 210 mg
	1055 mg

oder:

100 g Nudelsalat	ca. 30 mg
3 EL geriebener Parmesakäse	ca. 390 mg
250 g Quark Magerstufe	ca. 230 mg
50 g Camembert, 30 % Fett	ca. 300 mg
300 ml Mineralwasser	ca. 100 mg
	1.050 mg

oder:

Vegetarisch:	
200 ml Sojamilch	ca. 240 mg
200 g Fenchel	ca. 250 mg
150 g Tofu	ca. 160 mg
200 g Vollkornbrot	ca. 90 mg
150 g Apfelsine	ca. 70 mg
600 ml Mineralwasser	ca. 200 mg
	1.010 mg

Eine Faustregel:
Um ca. 1.000 mg Kalzium aufzunehmen, reichen 500 ml Milch und 40 g Emmentaler.

Jede Tendenz zum einseitigen Essen und Trinken hat sicherlich negative Folgen auf die Kalziumversorgung. Bei einer gemischten und vor allem abwechslungsreichen Kost minimieren Sie die Gefahr einer Kalziumunterversorgung.

6 Bewegung und Osteoporose

Zweifelsfrei stehen die Zusammenhänge zwischen Bewegung und Knochenaufbau fest und münden in dem allgemeingültigen Grundsatz:

Ausreichende, regelmäßige und gezielte Bewegung ist eine wesentliche Hauptsäule der Osteoporoseprophylaxe und -therapie.

Dabei ist in der Spezifik der Bewegungsangebote, deren Inhalt und Nutzung **immer** zwischen der **primären** und **sekundären Prävention** zu unterscheiden.

6.1 Anliegen der Bewegungsangebote in der primären Prävention

Die Phase der **primären Prävention** umfasst im allgemeinen Sinne den gesamten Zeitraum vor dem Auftreten einer möglichen Osteoporoseerkrankung. Das kann bei dem einen ein ganzes Leben, bei dem anderen fünf Jahrzehnte sein. Sportliche Aktivitäten sollen in dieser Phase, vorrangig im Zeitraum bis zum 35. Lebensjahr, den positiven Knochenmasseaufbau unterstützen. Damit wird ein hohes Ausgangsniveau in der **peak bone mass** (Spitzenknochenmasse) angestrebt. In den weiteren Lebensphasen sollte die sportliche Betätigung dazu beitragen, den altersbedingten Knochenabbau einzuschränken. Wir nutzen die Bewegung als Schutzfaktor gegen Osteoporose.

Als geeignet erweist sich dafür ein gesundheitsorientiertes Fitnesstraining. Es ist nicht unwichtig, welche Sportart genutzt und welche Belastungsdosierung gewählt wird. Allgemeines Sporttreiben ist keine Garantie für Osteoporoseprävention, da es auch hier darum geht, Bewegungen effektiv für den Knochenaufbau zu nutzen.

Folgende Sportarten lassen sich besonders empfehlen:
Regelmäßige Kräftigungsgymnastik mit oder ohne Zusatzgeräte, Wirbelsäulengymnastik, Training an Fitnessgeräten, Aerobic mit seinen verschiedenen Varianten. Besonders die letztgenannten Sportarten, so beweisen es wiederum spezielle Untersuchungsergebnisse, belasten alle Teilsysteme des Skeletts mechanisch hochintensiv. Beliebte Sportarten, wie Schwimmen und Radfahren, die unumstritten ihren gesundheitlichen Stellenwert besonders im Herz-Kreislauf-Training

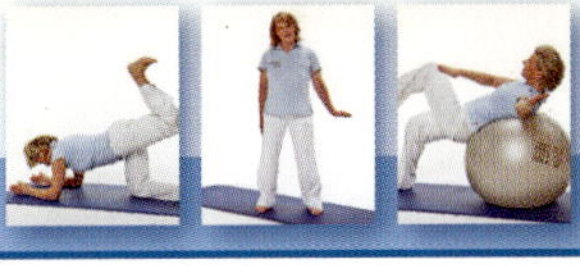

haben, sind jedoch durch ihre reduzierte Schwerkrafteinwirkung zur Osteoporoseprävention nur bedingt zu empfehlen. Die Kraftreize für die Muskulatur und für eine Verbesserung der Knochenmasse sind zu gering.

6.2 Bewegungsangebote in der sekundären Prävention

Die **sekundäre Prävention** ist die Phase nach den ersten Anzeichen für eine beginnende bzw. bereits manifeste Osteoporose (die Knochenabbaurate liegt über dem physiologisch vertretbaren Maß). Der Betroffene muss lernen, mit der beginnenden oder auch vorhandenen Erkrankung umzugehen. Auch hier ist die Bewegung Schutzfaktor und therapeutisches Mittel. Ziel der Bewegungen ist es, den osteoporotisch bedingten Knochenmasseverlust zu stoppen bzw. in Grenzen zu halten und somit den Risikofaktor Bewegungsmangel einzuschränken.

Grundsätzlich ist der Schweregrad der Krankheitsausprägung und die individuelle Belastbarkeit Ausgangspunkt für die Vorgehensweise im Umgang mit den Bewegungsangeboten. Es ist deutlich zu machen, dass die Einbeziehung der Bewegung zur Behandlung der Osteoporose große Sensibilität und Vorsicht erfordert, da es sich um einen vorgeschädigten bzw. bruchgefährdeten Knochen handelt.

Folgende allgemeine Absichten werden an die Bewegung geknüpft:

- Durch körperliche Bewegung wird die allgemeine Belastbarkeit für die Lösung von notwendigen Alltagsaufgaben erhalten bzw. gefördert.
- Durch spezifische Bewegungsprogramme ist die Schulung und Verbesserung der motorischen Grundfähigkeiten einerseits und die positive Beeinflussung der muskulären Situation sowie des Knochenstoffwechsels andererseits möglich.
- Durch Bewegung ist eine gezielte Einflussnahme auf die aufrechte Körperhaltung und die Mobilisierung der Gelenke möglich.
- Bewegungsprogramme bieten die Möglichkeit, positiv in der Schmerzbewältigung und in der Mobilität eingesetzt zu werden (z. B. Entspannungstechniken, autogenes Training, ökonomisches Alltagsverhalten usw.).
- Bewegungsprogramme, in einer Gruppe durchgeführt, fördern auch die sozialen Kontakte untereinander (auch andere haben die gesundheitlichen Probleme).

So kann der negative Kreislauf durchbrochen werden und auch mit bestehender Behinderung eine positive Lebensqualität erreicht werden.

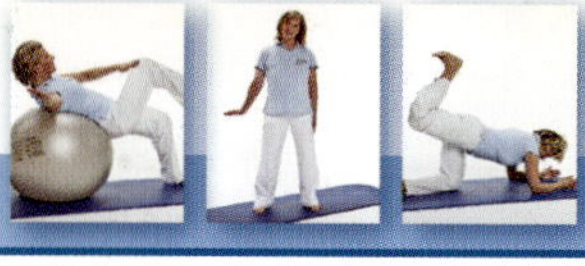

Knochenschwund ➡ Knochenbruch ➡ Funktionsverlust/Schmerzen
⬇
Verminderung der Lebensqualität

Sie können persönlich entscheiden

Verbesserung der Lebensqualität
⬆
Bewegungsprogramme zur Therapie ➡ Gymnastik/Bewegungsprogramme zur Prävention ➡ Funktionserhalt/Funktionsverbesserung

Die nachfolgende Abb. 11 zeigt im Überblick das zeitlich definierte Zusammenspiel zwischen den Präventionssäulen im Altersgang.

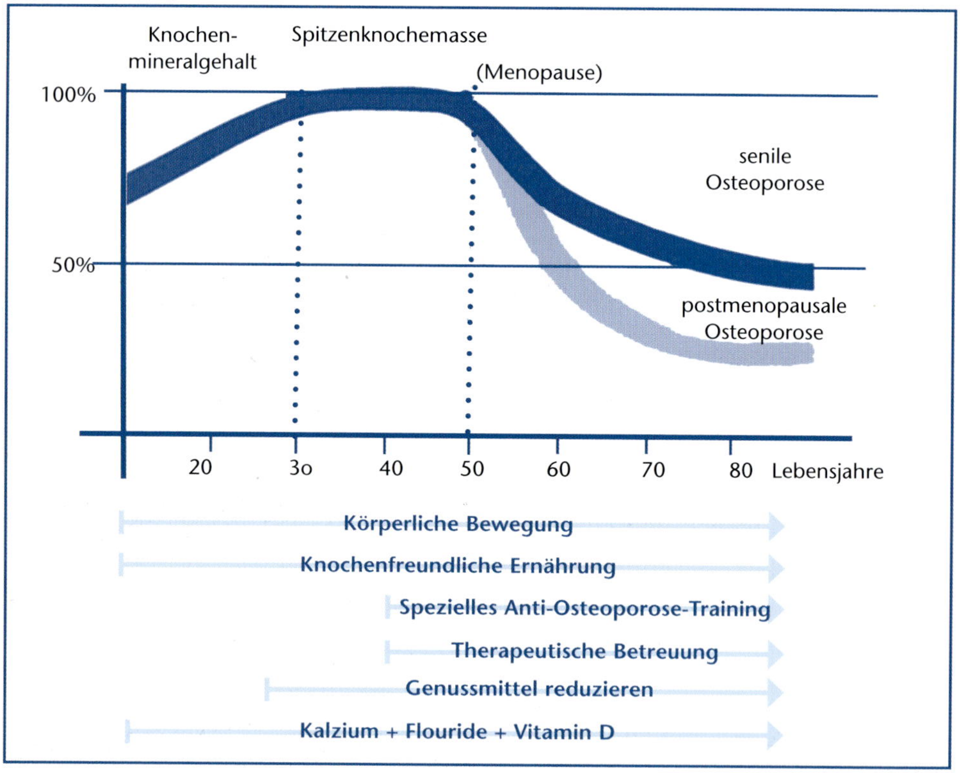

Abb. 10: Zeitlich definiertes Zusammenspiel zwischen den Präventionssäulen im Altersgang

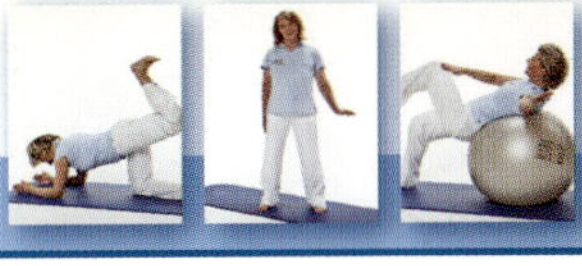

6.3 Inhaltliche Schwerpunkte der Bewegungsprogramme

Sinnvoll ist, dass sowohl in der primären als auch in der sekundären Prävention die motorischen Grundeigenschaften Koordination, Kraft, Beweglichkeit und Ausdauer in einem ausgewogenen Verhältnis trainiert werden. Im Sinne eines „Anti-Osteoporose-Trainings" spielen dabei folgende Fähigkeitsbereiche eine besondere Rolle:

Koordinative Fähigkeiten:

- Gleichgewichtsfähigkeit,
- Reaktionsfähigkeit,
- Orientierungsfähigkeit,
- Anpassungs-/Umstellungsfähigkeit,
- Fähigkeit des dosierten Krafteinsatzes,
- motorische Lernfähigkeit,
- Rhythmisierung der Bewegung,
- Auge-Hand-Koordination.

Kraft:

- Stabilisation,
- Kraft im Sinne des Muskelaufbaus der abgeschwächten Muskulatur,
- Kraftausdauerfähigkeit, besonders der Haltemuskulatur.

Beweglichkeit:

- Gelenkigkeit (Mobilisation der Gelenke),
- Dehnfähigkeit (Verbesserung der Dehnfähigkeit der gelenkumgebenden Strukturen: Muskulatur, Kapsel, Bänder, Sehnen).

Ausdauer:

- Verbesserung und Ökonomisierung des Herz-Kreislauf-Systems.

Koordinative Fähigkeiten

Was kann das Koordinationstraining bewirken?
Die meisten Knochenbrüche sind die Folge von Sturzverletzungen. Deshalb ist die Minderung des Sturzrisikos ein vordringliches präventives Ziel.

Osteoporosegefährdete neigen in einem starken Maße dazu, durch ungeschickte Stürze Frakturen zu erleiden.

Je besser das Reaktionsvermögen, die Orientierungsfähigkeit und insbesondere die Gleichgewichtsfähigkeit ausgeprägt ist, umso geringer ist die Gefahr eines Sturzes. Ebenso führen koordinative Übungen zur Verbesserung der Auge-Hand-Koordination zur Erweiterung der Bewegungserfahrungen.

Koordinationstraining sollte in einem ausgeruhten Zustand stattfinden, da eine sichere Ausführung wichtig für den Lernprozess ist. Die neu erlernten Bewegungsformen werden im Zentralnervensystem gespeichert.

Zur Verbesserung der koordinativen Fähigkeiten eignen sich vielfältige Übungsformen, z. B. Kleine Spiele, Übungen aus der Psychomotorik, der Einsatz von instabilen Unterlagen.

Kraft

Was kann ein Krafttraining bewirken?
Wie bereits mehrfach betont, können wir davon ausgehen, dass das kraftorientierte Training eine besonders wichtige Rolle für die Stimulierung des Knochenwachstums spielt. Dabei ist der knochenaufbauende Effekt bei jüngeren Menschen ausgeprägter als bei älteren Menschen. In zahlreichen Untersuchungen wurde jedoch der Nachweis erbracht, dass gerade durch ein konventionelles Krafttraining besonders bei älteren Menschen deutliche Kraftgewinne und eine Verbesserung der Knochenstruktur erreicht werden konnten (aus Deutsche Zeitschrift für Sportmedizin, Jahrgang 57, Nr. 7/8 (2006).

Pro Woche werden mindestens 3 x 30 min Krafttraining mit adäquater Belastung von 65-85 % der Maximalkraft empfohlen.

Ein weiterer wichtiger Gesichtspunkt ist, dass durch jahrelange Fehlbelastungen und Schonhaltungen das Muskelkorsett nur noch unzureichend funktioniert und somit dem Muskelaufbautraining besondere Aufmerksamkeit zukommt. Bekannt ist, dass die Kraft sich nicht im Selbstlauf erhält. Vielmehr benötigt die Muskulatur regelmäßige, kraftherausfordernde Beanspruchung.

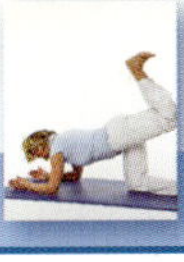

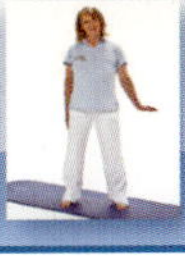

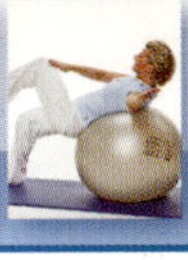

Denn das „**beste Korsett“ zur Unterstützung des Knochengerüsts ist die gut trainierte, gekräftigte Muskulatur.**

Beweglichkeit

Was kann Beweglichkeitstraining bewirken?

Für die Lösung zahlreicher Alltagssituationen wird die Beweglichkeit ständig gebraucht. Sie wird bestimmt durch die Beweglichkeit der Gelenke und die Dehnfähigkeit der Muskulatur, Sehnen, Bänder und Kapseln. Den im Altersgang sich entwickelnden Einschränkungen ist ebenfalls durch entsprechende Übungsformen entgegenzuwirken. Dabei ist weder eine *Überbeweglichkeit (Hypermobilität)* noch eine *eingeschränkte Beweglichkeit (Hypomobilität)* wünschenswert. Ziel ist vielmehr, durch entsprechende Übungen und Techniken eine normale individuelle Beweglichkeit zu erhalten.

Ausdauer

Was kann Ausdauertraining bewirken?

Allgemein lässt sich feststellen, dass Ausdauertraining zu einer verbesserten Herz-Kreislauf-Situation führt. Kardiovaskuläres Training steigert generell das Wohlbefinden.

Mit der Verbesserung der Herz-Kreislauf-Leistung kann dazu beigetragen werden, die Stoffwechselprozesse bei der Neubildung von Knochensubstanz zu optimieren. Physiologisch geht mit einer guten Ausdauerleistungsfähigkeit eine ökonomische Herz-Kreislauf-Tätigkeit (z. B. verbesserte Sauerstofftransportkapazität) einher. Durch regelmäßiges Ausdauertraining kann u. a. die Durchblutung des Körpers verbessert, Bluthochdruck und zu niedriger Blutdruck normalisiert werden. Übungsprogramme zur Förderung der Ausdauer sollten in Osteoporose-Präventionsprogrammen enthalten sein. Ein alleiniges Ausdauertraining (z. B. Walking, Tanzen, Aerobic, Jogging, Training auf dem Fahrradergometer, Stepper usw.) genügt jedoch nicht, um den altersbedingten Knochenmasseverlust auszugleichen.

Zusammenfassend kann festgestellt werden, dass für die Osteoporoseprävention die motorischen Grundeigenschaften in einem ausgewogenen Verhältnis in den entsprechenden Bewegungsprogrammen trainiert werden sollten. Nur dadurch wird es möglich, die Bewegung als Schutzfaktor gegen Osteoporose zu nutzen.

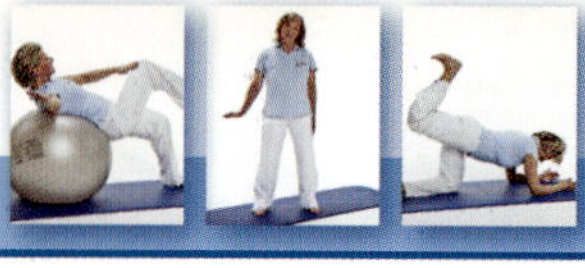

7 Muskelkrafttraining – ein Schwerpunkt der Osteoporoseprävention

7.1 Anliegen und Ziele des Muskelkrafttrainings

Wie die Muskeln, so die Knochen – druckfest, zugfest und elastisch, das ist die eigentliche Absicht des osteoporosespezifischen Muskelkrafttrainings.

Es geht um die grundsätzliche Erhaltung und Verbesserung der Kraft aller Muskeln und damit um die Verbesserung der Belastbarkeit des Halte- und Bewegungsapparats unseres Körpers und um den positiven Zusammenhang zwischen Muskelkraft und Knochenmasse bzw. Knochendichte.

Unser aktiver Bewegungsapparat besteht aus ca. 650 Skelettmuskeln. Diese können über ein Gelenk laufen bzw. über mehrere Gelenke und bewegen so unterschiedlich unsere Knochen. In der Regel führt nicht ein Muskel **(Agonist)** allein die Übung aus, sondern er hat Mitspieler **(Synergisten)** und Gegenspieler **(Antagonisten)**.

In der Trainingspraxis wird die Muskulatur nach ihrer Lage und Funktion unterteilt, d. h., in **Stabilisatoren** und **Mobilisatoren**, die lokal oder global agieren.

Stabilisatoren
sind Muskeln mit stabilisierender Wirkung auf das jeweilige Gelenk. Sie sind eingelenkig, segmental und liegen tief, nahe am Gelenk. Sie arbeiten exzentrisch, um die Bewegung zu kontrollieren und leisten hauptsächlich statische Haltearbeit.

Mobilisatoren
sind Muskeln mit bewegender Wirkung auf das jeweilige Gelenk. Sie sind häufig zweigelenkig, multisegmental und oberflächlich zu finden. Sie arbeiten konzentrisch und können große Kräfte entwickeln.

Muskelkraft erhält sich nicht im Selbstlauf. Allgemein ist die Erfahrung bekannt, dass ein stillgelegter Muskel, z. B. nach einer Verletzung, deutlich an Muskelmasse und Kraftfähigkeit verliert. Kräftigende und dehnende Bewegungen sind dann die einzig richtige Alternative, um den Muskel wieder leistungsfähig zu machen. Somit lässt sich eine gewisse Analogie zum Knochenaufbau herstellen – auch ein

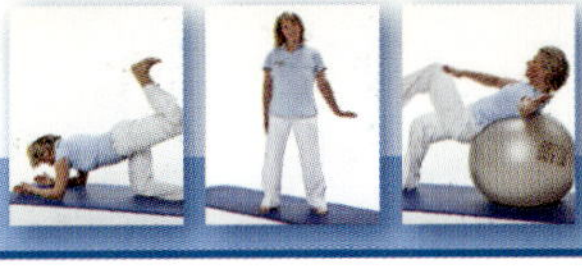

Muskel bleibt nur kräftig, wenn er ein Leben lang bestimmte Reize erhält. Oder anders gesagt: Muskelkraft und Knochendichte stehen in einer engen Wechselbeziehung und bedingen sich. Nimmt die Kraft ab, ist eine Abnahme der Knochendichte eine mögliche Folge. Beides geht also Hand in Hand.

Ein entscheidender Indikator für die Kraftfähigkeiten und die Knochenmasse ist nicht das Alter, sondern vielmehr die Summation der muskulären Beanspruchung.

Muskelkrafttraining ist in jeder Altersphase des erwachsenen Menschen möglich und zahlt sich besonders bei älteren Menschen aus.

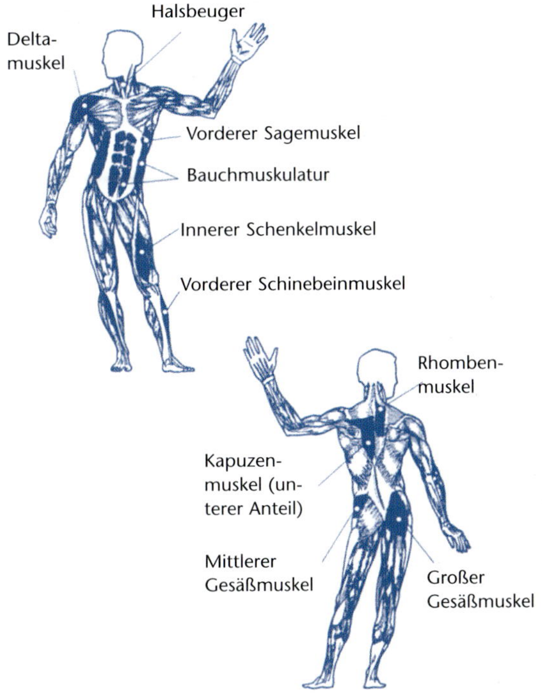

Abb. 11: Muskelgruppen, die hauptsächlich gekräftigt werden sollten

Dabei sollte Folgendes berücksichtigt werden:

- Inhalte und Methoden des Krafttrainings müssen den individuellen Bedingungen des Übenden angepasst werden.
- Körperliche Belastungen wirken sich vornehmlich auf die direkt belasteten Muskel- und Skelettbereiche aus.
- Ziel sollte es sein, das gesamte Skelettsystem zu kräftigen.
- Die spürbarste Knochenmassenzunahme wird durch Gewichts- bzw. Kraftbelastung erreicht.
- Die Knochenmasse verändert sich schneller bei Entlastung als bei Belastung. D. h., dass bei Trainingspausen oder Immobilisation die Knochenmasse schneller zurückgeht, als sie sich im umgekehrten Fall aufbaut.
- Eine richtig dosierte körperliche Aktivität bewirkt in jedem Lebensalter eine Zunahme der Knochenmasse.

7.2 Arten der Kraft

Die Kräftigungsübungen dienen im Sport der Erhaltung und Verbesserung folgender Kraftfähigkeiten:

- Kraftausdauer,
- Hypertrophietraining,
- Maximalkraft und
- Schnellkraft.

Kraftausdauer ist die Fähigkeit, Kraftleistungen über einen bestimmten Zeitraum aufrechtzuerhalten und wird am häufigsten im Gesundheitssport trainiert (30-60 % der Maximalkraft).

Hypertrophietraining (Muskelaufbautraining) ist die Trainingsmethode, die eine Vergrößerung des Muskelquerschnitts zum Ziel hat. Mit dieser Methode kann optimal der im Laufe der Jahre abgeschwächte Muskel trainiert werden, um die Muskeln wieder auf ihr ursprüngliches Niveau wachsen zu lassen. Das Muskelaufbautraining mit mittleren Intensitäten (ca. 65-85 % des maximalen Kraftvermögens) sorgt durch mittlere bis mittelschwere Belastungen vor allem zur Anregung des Knochensubstanzaufbaus. Hiermit werden einerseits genügend hohe Reize für die gewünschten Anpassungseffekte gesetzt, andererseits ist bei korrekter Durchführung eine Gefahr der Überbeanspruchung quasi ausgeschlossen.

Das Muskelaufbautraining kann mit der eigenen Köperkraft und mithilfe von Zusatzgeräten (z. B. Tube, Bänder, Gewichtsmanschetten, Hanteln u. a.), mit und ohne Partner oder auch an entsprechenden Krafttrainingsmaschinen im Fitnessstudio durchgeführt werden.

Als **Maximalkraft** wird die höchstmögliche Kraft definiert, die das Nerv-Muskel-System bei einer willkürlichen Kontraktion auszuüben vermag.

Im Freizeit- und Gesundheitssport wird nicht bzw. kaum in diesem Bereich gearbeitet, da eine gut entwickelte Muskulatur dafür Voraussetzung ist.

Schnellkraft ist die Fähigkeit, einen möglichst großen Kraftstoß in der zur Verfügung stehenden Zeit zu produzieren. Sie setzt sich aus den Komponenten **Start-**, **Explosiv-** und **Maximalkraft** zusammen.

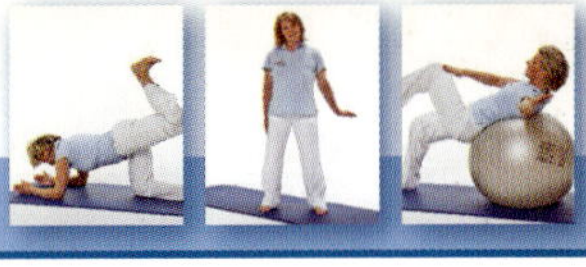

7.3 Arbeitsformen im Muskelkrafttraining

Es gibt zwei Hauptarbeitsformen des Krafttrainings: die **statische (isometrisch)** und die **dynamische (isotonisch)**. In der Osteoporoseprävention und -therapie finden beide Formen ihre Anwendung. Beide Arbeitsformen haben Vor- und Nachteile, sollten jedoch in der Praxis als Mischform eingesetzt werden, wobei die dynamische Arbeitsform ihren Vorrang, aufgrund der Alltagsspezifität, behält.

Charakteristika des statischen (isometrischen) Krafttrainings

- Die Muskelgruppe bzw. der Muskel wird fest angespannt, ohne dass sich Ansatz und Ursprung annähern bzw. die entsprechenden Gliedmaßen bewegt werden.
- Durch isometrische Anspannung kann der Mensch maximale Kraftwerte erzeugen.
- Bei dieser Form wird der Muskel über das Nervensystem angeregt, alle zur Verfügung stehenden Muskelfasern zu aktivieren, um vielleicht doch noch das scheinbare Hindernis zu überwinden.
- Isometrische Anspannungsübungen werden in der Osteoporosetherapie bevorzugt in der Anfangsphase eingesetzt. Sie sind besonders geeignet für den Aufbau der Rückenmuskulatur und führen durch die Aktivierung der Muskelspindeln zur Schmerzlinderung. Das **Erlernen und Erfühlen der Körpergrundspannung** ist somit eine grundlegende Aufgabenstellung.
- Ebenso sind isometrische Übungen besonders in der Anfangsphase des Krafttrainings zu empfehlen, da es nicht so schnell zu Ausweichbewegungen kommen kann. Deshalb werden in dieser Phase vor allem Stabilisations- bzw. Stemmübungen genutzt. Die Stabilisation wird durch statische Anspannung der Muskulatur und dadurch bedingtes Teilfixieren ausgewählter Gelenke oder des gesamten Körpers erreicht. **Stemmübungen** sind gekennzeichnet durch langsames und somit gelenkschonendes Einnehmen der Stemmposition. In der Stemmhaltung sollte 10-20 s verharrt und die Übung 3-5-x wiederholt werden. Es sollte auf gleichmäßige, natürliche Atmung geachtet werden.
- Anspannungsübungen haben auch Nachteile: Gefahr der Pressatmung, verminderte Durchblutung der Muskulatur, Blutdruckanstieg, die Reaktionsfähigkeit des Muskels kann bei ausschließlicher Anwendung abnehmen. Ein weiterer Nachteil ist die Winkelspezifität, die zu einer begrenzten Kraftentwicklung bei einem bestimmten Bewegungsradius führen kann.

Charakteristika des dynamischen (isotonischen) Krafttrainings

- Innerhalb des dynamischen Krafttrainings wird wiederum unterschieden zwischen **dynamisch-konzentrischem** Krafttraining (überwindend, gegen die Schwerkraft) und **dynamisch-exzentrischem** Krafttraining (nachgebend, mit der Schwerkraft).
- Dynamisches Kraftausdauertraining wirkt sich positiv auf die elastischen Qualitäten der Muskeln, Sehnen und Bänder aus.
- Des Weiteren fördert das dynamische Krafttraining das neuromuskuläre Zusammenspiel (Koordination von Muskeln und Nerven) und hilft so, die Erfordernisse der Alltagsbewegungen besser zu realisieren.

Vor- und Nachteile beider Trainingsformen

Das STATISCHE Training	Das DYNAMISCHE Training
Vorteile: • Leicht durchführbar. • Kurzer zeitlicher Aufwand. • Verbesserung der intramuskulären Koordination (im Muskel selbst).	**Vorteile:** • Alltags-/sportartspezifisch. • Verbesserung der intermuskulären Koordination (zwischen den einzelnen Muskeln). • Aufgebaute Muskelkraft bleibt länger erhalten.
Nachteile: • Auf Dauer monoton. • Keine (oder geringe) Ausdauerverbesserung. • Keine intermuskuläre Koordinationsverbesserung. • Kontraindiziert bei Herzkrankheiten. • Die Muskeldurchblutung wird gemindert. • Winkelspezifische Kräftigung.	**Nachteile:** • Schlecht dosierbar. • Häufig Ausweichbewegungen. • Längere Aufbauphase.

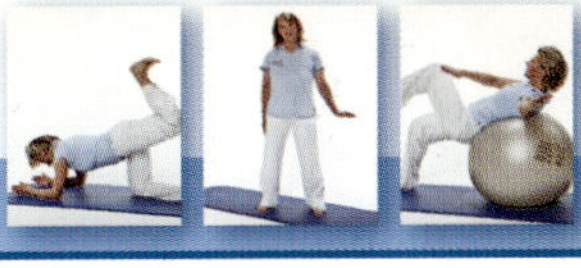

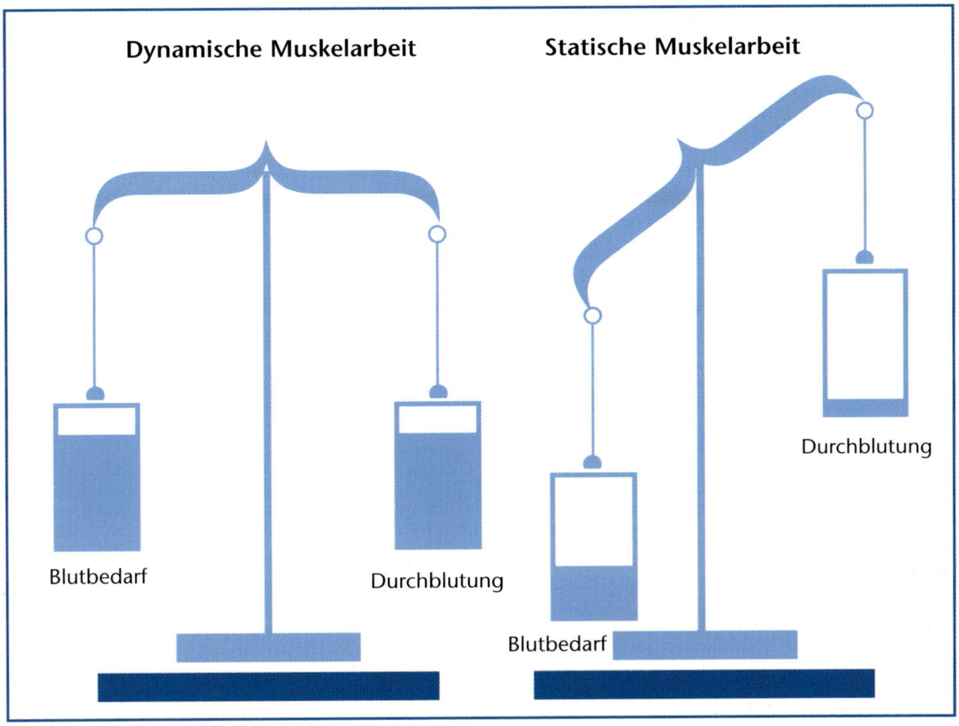

Abb. 12: Durchblutung – Angebot und Bedarf bei dynamischer und statischer Arbeitsform

Für die Leistung der dynamischen oder der statischen Muskelarbeit wird ein bestimmter Blutbedarf benötigt bzw. es erfolgt eine bestimmte Durchblutungssituation in dem jeweiligen Muskel. Abb. 12 verdeutlicht das Verhältnis von Angebot und Bedarf der muskulären Durchblutung.

Bei beiden Trainingsformen spielt die **Atmung** eine sehr große Rolle.

Grundsätzlich ist wichtig, dass während der Übungsausführung gleichmäßig geatmet wird und in der Hauptbelastungsphase die Ausatmung erfolgt. Damit ist beabsichtigt, unbedingt eine Pressatmung zu vermeiden.

Mithilfe der Atmung wird auch die Übersäuerung des arbeitenden Muskels eingeschränkt. Ebenso wird der Blutdruck durch das Krafttraining mit beeinflusst. So kann das Krafttraining mitunter den Blutdruck enorm steigern (z. T. über 300 mmHg).

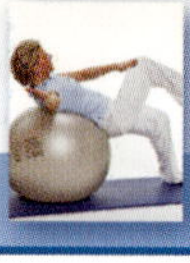
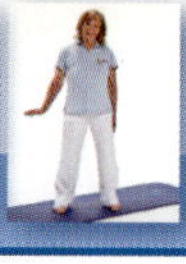
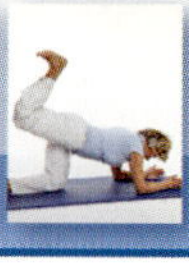

7.4 Empfehlungen zur Dosierung

Entsprechend der beabsichtigten Zielstellung (Muskelaufbautraining, Verbesserung der Kraftausdauer) ist die entsprechende Trainingsmethode auszuwählen. Das Ausmaß der Belastung bestimmt jedoch immer, unabhängig von den einzelnen Methoden, das persönliche Wohlbefinden und die Verträglichkeit der einzelnen Übungen.

Bei der Auswahl der Kräftigungsübungen sind folgende Faktoren im Interesse einer Leistungsverbesserung bzw. -erhaltung zu berücksichtigen:

- der Schwierigkeitsgrad (Intensität) der Übung,
- die Dauer der Anspannung,
- die Anzahl der Wiederholungen in einer Serie,
- die Anzahl der Serien,
- die Art der Pausengestaltung,
- die Länge der Pausen in und zwischen den Serien und Übungen,
- die Trainingshäufigkeit pro Woche.

Von folgenden Belastungsorientierungen kann ausgegangen werden

Verbesserung der Muskelkraft durch statisches Krafttraining

Ziel: Muskelaufbau (Hypertrophie)

Intensität

50-70 % der individuell maximal möglichen Anspannung

Wiederholungen pro Übung

max. 5

Anspannungszeit

10-20 s

Wichtig: Ausführungsqualität; bei nicht exakter Ausführung die Übung lieber abbrechen!

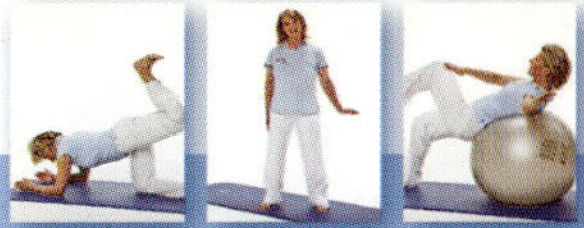

Verbesserung der Muskelkraft durch dynamisches Krrafttraining

Ziel I: Muskelaufbau (Hyperthrophie)	
Intensität (% der individuellen Maximalkraft)	65-85 %
Wiederholungen der Übung pro Serie	8- 12
Zahl der Serien	2-4
Pause zwischen den Serien	> 180 s
Tempo der Bewegungsausführung	langsam und kontrolliert
Ziel II: Muskelkraftausdauer	
Intensität (% der individuellen Maximalkraft)	30-65 %
Wiederholungen der Übung pro Serie	12 und mehr
Zahl der Serien	3-5
Pause zwischen den Serien	30-90 s
Tempo der Bewegungsausführung	zügig und kontrolliert

Die ausgewiesenen Belastungswerte sind Richtwerte, die natürlich nicht sofort erreicht werden müssen, vielmehr sind sie eine längerfristige Zielstellung. Die **Pausengestaltung** zwischen den Serien oder den einzelnen Übungen richtet sich ebenfalls nach dem individuellen subjektiven Belastungsempfinden (ca. 30 s bis 3-5 min). Es ist zeitsparend, eine Kombination von 2-3 Übungen im Wechsel mit unterschiedlicher muskulärer Beanspruchung, z. B. Bauch- und Beinübungen, abwechselnd durchzuführen, da nur eine kurze Pause notwendig ist.

Ein sorgfältiges **Aufwärmen** mit Mobilisation der Gelenke und Stabilisation der Muskelgruppen ist eine Pflicht vor jedem Krafttraining.

Die **Reihenfolge** der Übungen kann frei gewählt werden.

Am Ende einer Serie sollte die Belastung als nicht zu einfach bzw. als nicht zu schwer empfunden werden. Neuere Untersuchungen haben gezeigt, dass es für eine gute Kraftentwicklung ausreicht, die Serie zu beenden, bevor der Muskel vollständig erschöpft ist.

Die Belastung sollte grundsätzlich reduziert werden, wenn die Qualität in der Körperhaltung und in der Ausführung nachlässt. Auch später einsetzende Beschwerden, wie Nachtschmerz, sind Anzeichen dafür, dass der Belastungsreiz zu hoch war.

Beim Auftreten von Schmerzen ist generell die Übung abzubrechen.

Es ist sinnvoll, nach jedem Krafttraining die beanspruchte Muskulatur zu lockern, zu entspannen, um Kontraktionsrückstände zu vermeiden.

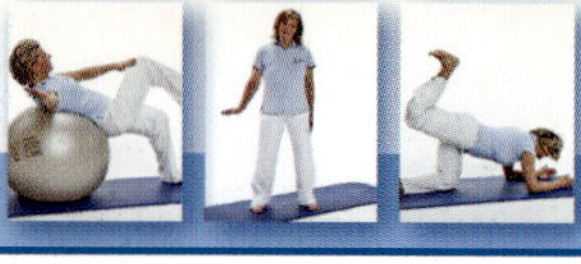

8 Mobilisation und Beweglichkeit

8.1 Spezifisches Anliegen der Mobilisation

Die Mobilisation umfasst in erster Linie die großen Gelenke und die Wirbelsäule. Geringe Bewegungsamplituden werden genutzt, um die Gelenkflüssigkeit zu aktivieren, die Belastungsfähigkeit des Gelenkknorpels zu verbessern, die Mobilität des jeweiligen Gelenks und die Optimierung des individuell günstigsten Gelenkwinkels sicherzustellen. Grundsätzlich sind Mobilisationsübungen für die Extremitätengelenke Schulter, Arme, Hüfte und Beine sehr sinnvoll, währenddessen die Wirbelsäule hauptsächlich in Richtung Extension und Rotation mobilisiert werden sollte. Vermieden werden sollten Mobilisationsübungen mit langen Hebeln und großer Bewegungsamplitude. Mobilisation ist keine Dehnung.

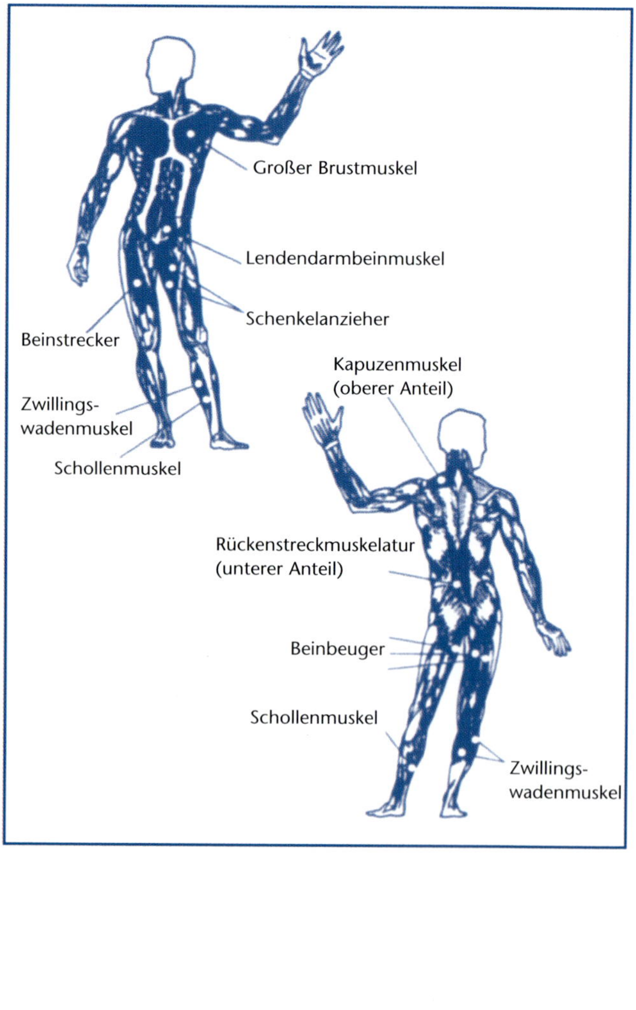

Abb. 13: Muskelgruppen, die hauptsächlich gedehnt werden sollten.

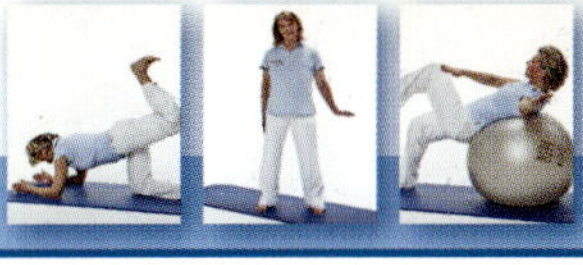

8.2 Spezifisches Anliegen der Beweglichkeit

Das Anliegen der Beweglichkeit in der Osteoporoseprävention besteht in Folgendem:

- Erhaltung der Dehnfähigkeit der Muskulatur,
- Steigerung der Zugtoleranz des Muskels; der Muskel hält höhere dehnende Kräfte aus,
- Vermeidung und Abbau muskulärer Dysbalancen (Statikverbesserung) und
- Verbesserung der Entspannungsfähigkeit des Muskels.

Mit Dehnungsübungen kann das Körpergefühl, das Wohlbefinden und die allgemeine Leistungsfähigkeit verbessert werden.

Es spielt folglich keine Rolle, wie alt, wie steif, wie kräftig, wie leistungsfähig oder wie sportlich begabt Sie sind; Dehnübungen kann jeder unabhängig vom Alter durchführen. Beim angepassten Dehnen können Sie sich nicht überanstrengen oder gar verletzen. Voraussetzung ist jedoch eine korrekte Bewegungsausführung und die Fähigkeit, den Muskel entsprechend zu entspannen.

Tipps für ein erfolgreiches Dehnen

- Dehnen Sie regelmäßig, (2-3 x pro Woche).
- Beachten Sie, dass die meisten Muskeln mehrere Gelenke umfassen.
- Die Dehnposition muss entgegengesetzt zu der Funktion eingenommen werden, die der Muskel bei Kontraktion hat.

  Beispiel: Wenn der Muskel eine beugende Funktion im Gelenk hat (z. B. der Bizeps im Oberarm), dann wird das Gelenk in die Streckung geführt, um den Muskel dehnen zu können.
- Atmen Sie gleichmäßig. Bei Intensivierung der Dehnung atmen Sie aus.
- Entspannen Sie den Muskel ganz bewusst. Nur ein entspannter Muskel kann allmählich dem Dehnzug nachgeben.
- Die Dehnung im gesundheitsorientierten Training soll schmerzfrei ausgeführt werden.
- Verletzungen müssen vollständig ausheilen, bevor Sie diese Muskeln wieder dehnen.
- Günstige äußere Bedingungen, wie angenehme Raumtemperatur, ruhige Musik, weiche Unterlage, sind gute Voraussetzungen für erfolgreiches Dehnen.

Bewährte Dehnmethoden

Dauerdehnung

Kurzbeschreibung:
Einnehmen der Dehnposition, sodass eine deutliche Dehnspannung spürbar ist (= Andehnen). Halten der Dehnposition, Muskulatur entspannen, Ausatmung und Atempause betonen. Wenn das Spannungsgefühl nachlässt, Verstärkung der Dehnung und erneutes Halten der Dehnposition (= Nachdehnen).

Intensität	**Spannungsgefühl:** Je nach Ziel, leicht bis sehr stark, angenehm bis schmerzhaft möglich. **Bewegungstempo:** Halten der Dehnposition.
Dauer	Nach subjektivem Empfinden, ca. 20 s andehnen, ca. 20 s nachdehnen.
Umfang	**Wiederholungen:** 1-3
Trainingshäufigkeit	Je nach Trainingsziel ein- bis mehrmals pro Woche.

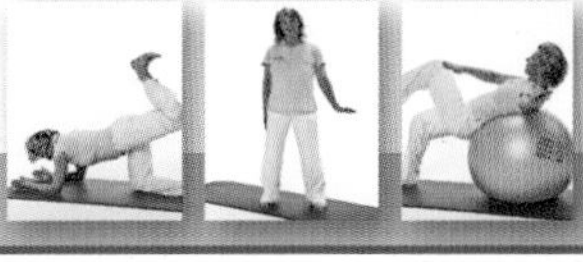

Dauerdehnung durch Anspannung der Antagonisten

Kurzbeschreibung:
Die Dehnung erfolgt durch aktive Anspannung der antagonistischen Muskulatur. Durch aktive Kontraktion des Antagonisten wird im Agonisten eine Dauerdehnung erzeugt. Auch während der Anspannung soll kontinuierlich geatmet werden.

Intensität	**Kontraktion der Antagonisten:** Mittel bis maximal möglich. **Spannungsgefühl:** Je nach Ziel, leicht bis stark möglich, abhängig vom Krafteinsatz der Antagonisten. **Bewegungstempo:** Halten der Dehnposition.
Dauer	Nach subjektivem Empfinden und Kraftfähigkeit der Antagonisten ca. 30-90 s.
Umfang	**Wiederholungen:** 1-3
Dichte	**Pausenlänge zwischen den Wiederholungen:** Nach subjektivem Empfinden.
Trainingshäufigkeit	Je nach Trainingsziel ein- bis mehrmals pro Woche.

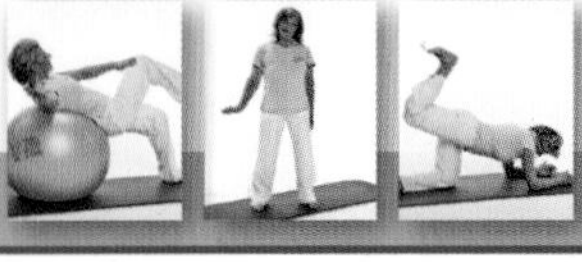

Anspannung-Entspannung-Dehnung (AED-Methode)

Kurzbeschreibung:
Einnehmen der Dehnposition, sodass eine Dehnspannung spürbar ist. Zusätzlich isometrische Anspannung der gedehnten Muskulatur. Ausatmen beim Entspannen der Muskulatur unter Beibehaltung der Gelenkstellung und sofortiges Nachdehnen. Dauerdehnung in der neuen Position. Wiederholung des gesamten Vorgangs.

Intensität	**Kontraktion:** Mittel bis maximal möglich. **Spannungsgefühl:** Je nach Ziel, leicht bis stark, angenehm bis schmerzhaft möglich. **Bewegungstempo:** Halten, Schieben, Halten.
Dauer	**Kontraktionsdauer:** Nach subjektivem Empfinden, ca. 5-10 s. **Dehndauer:** Nach subjektivem Empfinden, ca. 10-15 s, 3 x hintereinander.
Umfang	**Wiederholungen:** 1-3
Dichte	**Pausenlänge zwischen den Wiederholungen:** Ohne Pausen.
Trainingshäufigkeit	Je nach Trainingsziel ein- bis mehrmals pro Woche.

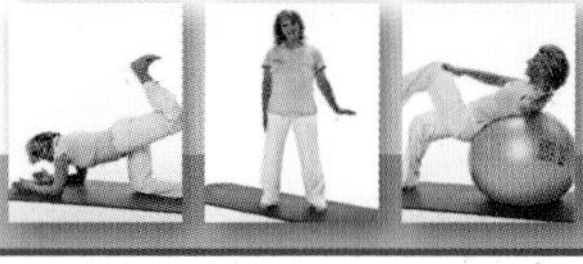

Wiederholte Dehnung

Kurzbeschreibung:
Wiederholtes, geführtes, nicht ruckhaftes Schieben in die Dehnposition mit kleiner Bewegungsamplitude und Betonung der Ausatmung. Bewegungsgrenze weiter hinausschieben.

Intensität	**Spannungsgefühl:** Je nach Ziel, leicht bis sehr stark, angenehm bis schmerzhaft möglich. **Bewegungstempo:** Kontrolliert, langsam bis zügig.
Umfang	**Wiederholungen:** Nach subjektivem Empfinden, ca. 30-90 s. **Serien:** 1-3
Trainingshäufigkeit	Je nach Trainingsziel ein- bis mehrmals täglich.

9 Entspannung

Das Leben spielt sich zwischen zwei aufeinander bezogenen Polen (Polarität) ab: Anspannung – Entspannung, Aktivität – Ruhe, Trauer – Freude, Arbeit – Freizeit ...

Wohlbefinden besteht dann, wenn ein verträgliches Verhältnis, ein gewisses Gleichgewicht zwischen den Polen, gelingt. Die Wirkung der Entspannung beruht dabei auf physiologischen Reaktionen unseres Körpers und kann sich im Folgenden widerspiegeln:

- der Skelettmuskulatur,
- Gefäßerweiterung,
- Atemregulation,
- Kreislaufregulation,
- Veränderung der Hirnstromaktivitäten (Beruhigung) u. a.
- Spürbare Zeichen der Entspannung sind Ausgeglichenheit, ein Gefühl der Harmonie, erhöhte Konzentrationsfähigkeit, Ruhe und Leichtigkeit im Leben, ...

Viele Menschen scheuen keine Anstrengung, um die Kontrolle über die eigene Gesundheit, aber auch ihre innere Ruhe und Gelassenheit wiederzuerlangen. Die krankmachenden Umstände, wie z. B. Herzschmerzen, leichte Kopfschmerzen, Bluthochdruck, Rückenschmerzen etc., zu erkennen, ist nicht immer leicht, jedoch in Ruhephasen wohl zu spüren. Alltagsstress macht sich sehr gerne in Form von Verspannungen bemerkbar, die sich vor allem in der Schulterregion, im Kiefer- und Stirnbereich festsetzen. Aber auch osteoporosebedingte Infraktionen oder Brüche führen zu Verspannungen der Muskulatur, die entspannt werden muss.

Verantwortungsvoll mit sich umzugehen, bedeutet eine lebenswichtige Aufgabe für jeden Einzelnen. Die einzige Möglichkeit, um mit einem psychischen oder körperlichen Problem fertig zu werden, ist, sich ihm zu stellen. Leider nur so findet man problembezogene Lösungen und vor allem den inneren Frieden, Gelassenheit und die psychosomatische Balance, ... auch wenn der „Wirbel bricht".

Entspannung ist Regeneration. Leider haben viele Menschen die Fähigkeit, sich zu entspannen, verloren und es bereitet ihnen große Mühe, sich diese im Lebensverlauf zu erhalten bzw. wieder anzueignen. Die bewusste Selbstwahrnehmung ermöglicht es uns Menschen, Warnsignale des Körpers frühzeitig zu erken-

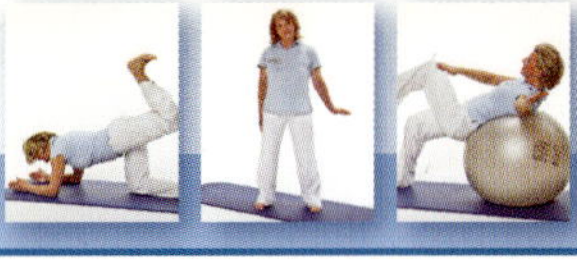

nen und durch geeignete Verhaltensänderungen die Pole auszuloten. Entspannungsübungen sind dabei ein wesentliches Mittel, die Selbstwahrnehmung zu schulen. Sowohl in der Osteoporoseprävention als auch in der -therapie spielt deshalb die Entspannung eine große Rolle, weil mit ihrer Hilfe die Körpersignale sensibler registriert werden können bzw. Chancen für die Schmerzbewältigung ermöglicht werden. Aus der Fülle der Entspannungsübungen sind vor allem Formen geeignet, die zur Lösung muskulärer Verspannung dienen, wie zum Beispiel Muskelentspannung nach Jacobsen, Feldenkrais oder Eutonie. Entspannung kann nur dann erfolgreich sein, wenn die entsprechende persönliche Einstellung dazu und die erforderlichen Rahmenbedingungen (ruhiger und warmer Raum, warme Unterlage, Zeit) vorhanden sind. Im persönlichen Leben und in der Praxis gibt es eine Fülle von Möglichkeiten, sich zu entspannen.

MBSR (**M**indfulness-**B**ased **S**tress **R**eduction) ist eine weitere Entspannungsmethode, die sowohl den psychischen als auch den körperlichen Bereich auf eine sanfte Art und Weise anspricht. Es handelt sich um ein weltanschaulich neutrales Achtsamkeitstraining, das Jon Kabat-Zinn in seinem Grundlagenwerk *Gesund durch Meditation* (2006) ausführlich beschrieben hat.

Grundlage für den Prozess des Sichbewusstwerdens sind die Tiefenwahrnehmung durch den Bodyscan (Körperreise), Sitz- und Gehmeditation und einfache Körperübungen aus dem Yoga.

Die wissenschaftliche Forschung von Professor Dr. Jon Kabat-Zinn hat bei den Kursteilnehmern (acht Wochen langer Kurs) folgende Veränderungen nachgewiesen:

- erhöhte Fähigkeit sich zu entspannen,
- bessere Bewältigung von Stresssituationen,
- bewusster Umgang mit Krankheiten und Schmerzen,
- wachsendes Selbstvertrauen und verbesserte Selbstakzeptanz,
- dauerhafte Verminderung von körperlichen und seelischen Symptomen und
- mehr Energie und Lebensfreude.

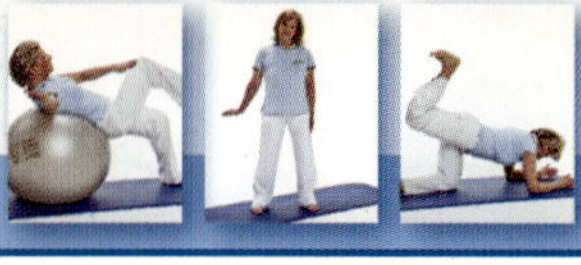

10 Tipps und Hinweise für die Betreuung von Gruppen

- Um kompetent mit dem Thema *Osteoporose* umgehen zu können, ist es für die Gruppenleiter wichtig, viel über das Krankheitsbild der Osteoporose zu erfahren und die Präventionsmöglichkeiten des Sports zu kennen. Die Kenntnis bewährter, allgemeingültiger, pädagogisch-didaktischer und methodischer Prinzipien des Gesundheitssports und des Sports mit älteren Menschen gehört genauso dazu, wie Erfahrungen und das notwendige Fingerspitzengefühl.

- Ein weiterer wesentlicher Aspekt ist die eigene Weiterbildung, denn das Entwicklungstempo in der medizinischen Forschung und ihre Ableitung auch für die Prävention verlaufen sehr rasch. Das Studium neuer Literatur und deren kritische Betrachtung, Diskussionen mit den Teilnehmern sind Möglichkeiten dafür.

- Die Reaktion der Teilnehmer ist ein wichtiges Feedback für den Gruppenleiter und dessen Lehrarbeit. Unbefriedigende Ergebnisse sollten selbstkritisch analysiert werden. Es ist sinnvoller, die Ursache zuerst bei sich selbst zu suchen, erst in zweiter Linie sind die Teilnehmer oder äußere Umstände für eine unbefriedigende Stundensituation in Betracht zu ziehen.

- Das fachliche Können des Gruppenleiters und die speziellen Fähigkeiten sollten Grundlage dafür sein, emotional, sensibel und mit einer positiven Haltung mit den Teilnehmern umzugehen.

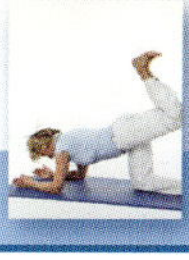

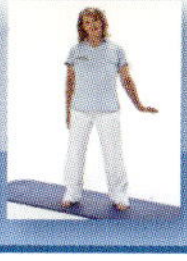

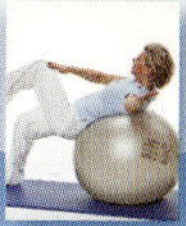

Zur Qualitätssicherung sollten die nachfolgenden Punkte beachtet werden:

- Sicherstellung einer korrekten Übungsausführung bei allen Übungsformen (gelenkschonendes Üben, Einhalten der erforderlichen Bewegungsamplituden, korrekte Ausgangs- und Endpositionen usw.). Eine korrekte Eigendemonstration durch den Gruppenleiter ist dabei nicht zu unterschätzen.

- Konsequente und sensible Korrektur der Bewegungsausführung, insbesondere der Körperhaltung. Der Schwerpunkt liegt dabei auf der Extension der Brustwirbelsäule.

- Bei allen Übungen ist auf eine regelmäßige Atmung zu achten nach dem Prinzip, dass in der Phase der Anspannung ausgeatmet und in der Phase der Entspannung eingeatmet wird. Der eigene Atemrhythmus darf aber nicht unterdrückt werden. Das gilt vor allem bei schnellen Übungsausführungen.

- Motivieren, aber gleichzeitig darauf hinweisen, dass übertriebener Ehrgeiz schadet.

- Die Teilnehmer bezüglich der eigenen Körperwahrnehmung sensibilisieren. Auf die Signale des Körpers achten (Schmerzen, Schweißbildung, Nachbelastungsüberforderung, ...).

- Die „Basisübung", unabhängig von der Muskelgruppe, sollte für alle Teilnehmer durchführbar sein (Ausnahme: starke Einschränkungen im Gelenk). Nur wenn der TN das Gefühl der Unterforderung erlebt, kann er die Übung selbst steigern, sodass er die Möglichkeit der Intensitätssteigerung vom Trainer erhält und selbstständig entscheiden kann, wie weit er sich belasten möchte. Schließlich soll der TN zu Hause auch selbstständig das Krafttrainingsprogramm regelmäßig durchführen.

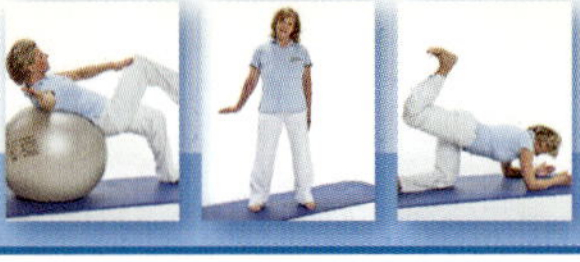

Bei der Auswahl, welche Übung und Schwierigkeitsstufe gewählt werden sollte, kann der in der Medizin bekannte Grundsatz – die **Arndt-Schulzsche Regel** – helfen:

Fehlende Bewegung:	Rückbildung der Funktionen
Mäßige Bewegung:	Förderung der Funktionen
Starke Bewegung:	Hemmung der Funktionen
Stärkste Bewegung:	Zerstörung und Lähmung der Funktionen

„Wann immer Ihr Körper HALT sagt, dann hören Sie auf."
„Vergleichen Sie sich niemals mit anderen, es ist kein Wettbewerb."
„Ich freue mich, wenn Sie Pause machen."

- Ein weiteres Augenmerk gilt der Sicherheit der Teilnehmer, besonders hinsichtlich des stabilen Schuhwerks im Ausdauerteil. Bei den Übungen auf der Matte ist es wiederum von Vorteil, barfuß zu trainieren, weil die Rezeptoren auf der Fußsohle empfindsamer sind und das Sprunggelenk mobilisierbarer ist.

Vorschläge zur Gestaltung einer Übungsstunde

Wichtig erscheint an dieser Stelle der Hinweis, dass es in der Praxis kaum möglich ist, zu unterscheiden, ob die Teilnehmer zu den Osteoporosegefährdeten oder zu den Nichtbetroffenen zählen. Deshalb erfordert jede Übungsstunde oder auch der geplante Kurs eine sorgfältige Vorbereitung, wo präventive Ziele mit therapeutischen Zielen verknüpft werden sollten, wenn die Qualifikation des Gruppenleiters es erlaubt.

Folglich ist eine sinnvolle Gruppenstärke anzustreben, die es dem Gruppenleiter ermöglicht, ein ausreichendes Maß an individueller Betreuung (alle Teilnehmer im Blick halten) sicherzustellen.

Generelles Anliegen der Übungsstunden ist, langfristige Bewegungsmotivationen und Aktivitäten zu entwickeln. Dies gelingt, wenn der einzelne Teilnehmer spürt, dass durch die körperliche Bewegung sich Verbesserungen zeigen, z. B. in der Körperhaltung, die dann auch eine Verminderung von Beschwerden und Schmerzen mit sich bringen.

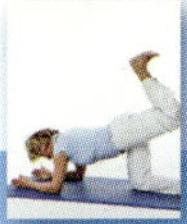

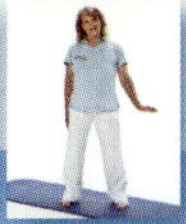

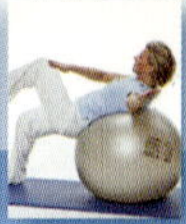

- Der Abbau von Unsicherheiten sowohl in der Bewegungsausführung als auch in der Angstbewältigung (Wissen über die Krankheit, Entspannung, Aktivierung) ist ein weiterer, ständig zu berücksichtigender Aspekt.

- Ebenso ist das Lernen und der Umgang mit der eigenen Gesundheitskompetenz, d. h. die Umsetzung des Gelernten in den persönlichen Lebensstil und Lebensrhythmus, eine ständige Ziel- und Aufgabenstellung.

Die Übungsstunde soll deutlich machen, dass durch regelmäßige und systematische körperliche Aktivität bestehende Probleme aufgebessert und der Teufelskreis der Osteoporose durchbrochen werden kann.

Der Übungsleiter steht im Mittelpunkt des Geschehens und muss das ausgewogene Verhältnis zwischen Minimalanforderung und Herausforderung finden. Dafür sollte er die nachfolgenden Überlegungen heranziehen und nutzen:

- Das Hauptziel der Stunde ist, **Freude an der Bewegung** zu entwickeln.

  Persönliche Zufriedenheit und Erfolgserlebnisse sind wichtig, jede Stunde sollte **Spaß** machen und ein gewisses Quantum an Anforderungen erfüllen.

- Jede Stunde ist durch einen **klaren Aufbau** charakterisiert. Ein Übungsprogramm mit 60 min Gesamtdauer könnte folgendermaßen aufgeteilt werden:

Zeit	Inhalt
10-15 min	Aufwärmphase – Herz-Kreislauf-Training mit Mobilisation der großen Gelenke
10 min	Koordination
20-30 min	Muskelkrafttraining (1. Kräftigen, 2. Entspannen und 3. Dehnen)
5-10 min	Gespräch

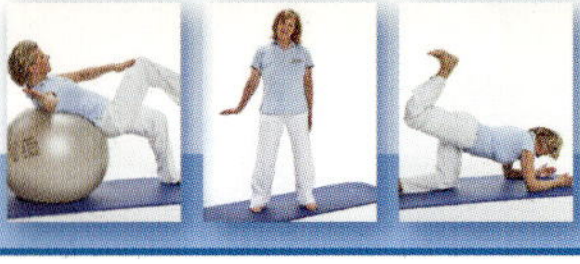

- In den Übungsstunden ist die Anwendung bewährter pädagogischer Prinzipien sinnvoll:

  - vom Einfachen zum Schweren,
  - vom Bekannten zum Unbekannten,
  - vom Notwendigen (funktionelle Gymnastik) zum Attraktiven, z. B. Kleine Spiele.

Dies ist von Vorteil, um auch der Angst vor Überforderung und einer Argumentation: „Das schaffe ich nicht" entgegenzuwirken. Die Bewusstmachung des Sinns und Zwecks bestimmter Übungen durch den Gruppenleiter kann solche Argumente gut entkräften.

- Für die Stundengestaltung ist das Prinzip der biologischen Anpassung besonders unter dem Aspekt der Belastungsgestaltung zu berücksichtigen, um somit **Überbelastung zu vermeiden**:

  - Unterschwellige Reize – keine Wirkung
  - Schwache Reize – Anregung
  - Starke Reize – Anpassung
  - Zu starke Reize – negative Auswirkung

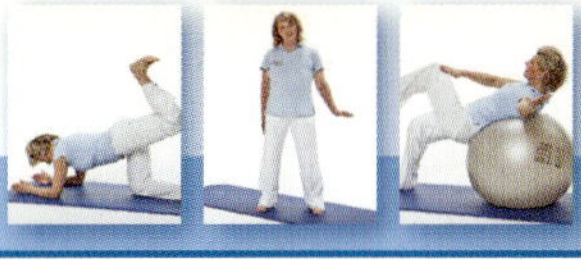

11 Kleiner Exkurs zur funktionellen Körperhaltung

Im Alltag ist die Körperhaltung nicht nur ein äußeres Zeichen für den Zustand eines Menschen, sondern sie hat bei Fehlhaltungen auch körperliche Beeinträchtigungen und Schmerzreaktionen zur Folge. Damit soll deutlich gemacht werden, dass Rückenschmerzen nicht nur ein Signal für eine mögliche Osteoporoseentstehung sind, sondern sich auch andere Verschleißerscheinungen sowie psychische Probleme dahinter verbergen können.

Für ein korrektes sportliches Üben und Trainieren ist die funktionelle Körperhaltung, die für jeden Menschen individuell definiert ist, eine wichtige Ausgangsvoraussetzung. Die Körperhaltung spiegelt sich auch in den wesentlichen Hauptpositionen des Alltags, wie Stehen, Sitzen, Liegen, wider. Somit kann die Körperhaltung ent- und belastend besonders auf unsere Wirbelsäule wirken. Als Hauptstütze unseres Körpers spielt die Wirbelsäule bei diesen Positionen eine zentrale Rolle. Ihre Funktionsfähigkeit wird sowohl durch die muskuläre als auch durch die knöcherne Situation bestimmt.

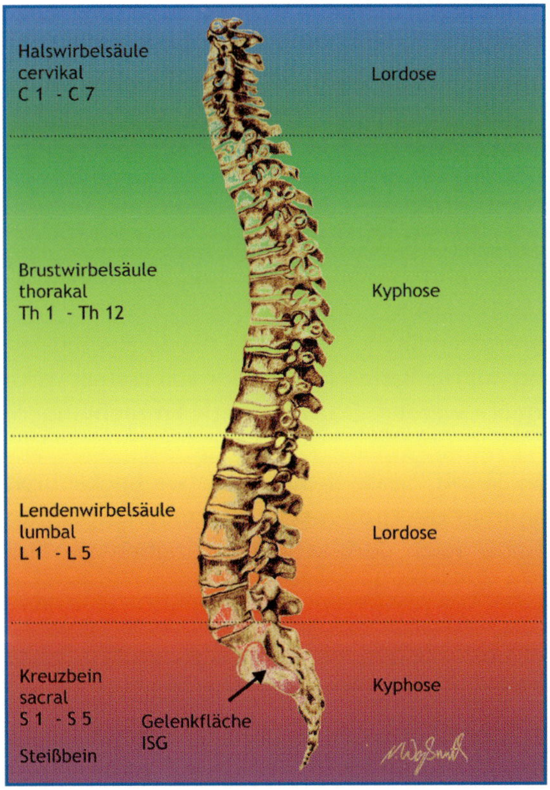

Die Wirbelsäule ist ein Wunderwerk der Natur. Ihr Aufbau und ihre Beschaffenheit (24 Wirbelkörper und 23 dazwischen liegende Bandscheiben) gewährleistet eine extreme Belastbarkeit, z. B. bei Sprüngen, Drehungen, stundenlangem Stehen oder Sitzen und Anpassungsfähigkeit.

Abb. 14: Aufbau der Wirbelsäule (modifiziert nach Kersten & Siebecke, 2010)

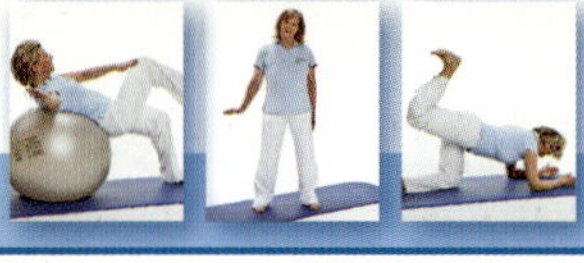

Die Wirbelsäule weist eine leicht geschwungene, doppel-S-förmige Kurvenform auf:

- im HWS-Bereich = Lordose,
- im BWS-Bereich = Kyphose,
- im LWS-Bereich = Lordose.

Das Aneignen eines wirbelsäulenfreundlichen Alltagsverhaltens wird immer von einer persönlichen Verinnerlichung geprägt sein. Der Mensch muss dieses Problem vom Verstand her erfassen, durch Übungen dieses erspüren und regelmäßiges Üben automatisieren. Die aufrechte Körperhaltung im **Stehen** erfordert ein harmonisches Zusammenspiel aller Muskeln, die gegen die Schwerkraft arbeiten müssen. Vorhandene muskuläre Dysbalancen werden in dieser Position besonders sichtbar (Rundrücken, Beckenkippung, Schiefstand u. a.). Um „im Lot" zu stehen, benötigt der Mensch einen muskulären Grundtonus aller Muskeln, eine aktive Aufrichtung vor allem im Brustwirbelsäulenbereich (Extension) und eine symmetrische Schulter- und Kopfhaltung („wahre Größe" zeigen).

Das **Sitzen** ist für unsere Zivilisation die häufigste Körperhaltung geworden, die vielfältige äußere Erscheinungsbilder hat. Eine ideale Sitzform für alle gibt es nicht.

Günstig ist, wenn der Mensch „im Lot" sitzt, d. h. mit geradem Rücken, dann sitzt er statisch „richtig". In dieser Position ist eine gleichmäßige Druckbelastung der Bandscheiben gewährleistet. Aufrechtes Sitzen ist jedoch für eine ungeübte Rückenmuskulatur anstrengend. Nehmen Sie aus diesem Grund die aufrechte Haltung nur so lange ein, wie es Ihnen angenehm ist. Wählen Sie gute Sitzmöbel und Sitzalternativen (Sitzball, Keilkissen, Ballsitzkissen, ...), die es Ihnen erlauben, **dynamisch** zu sitzen. Vorteile des dynamischen Sitzens sind, dass die Rückenmuskulatur trainiert und die Druckbelastung auf die Bandscheiben sinnvoll verteilt wird. Das rückenfreundliche Sitzen muss geübt werden. Dazu folgende Empfehlungen:

Sitzen Sie auf dem vorderen Teil des Stuhls, beide Beine sind etwa beckenbreit aufgestellt, die Knie sollen nicht höher als die Hüften sein, den Oberkörper „im Lot" halten, dabei die Brustwirbelsäule nach vorn schieben, „zeigen Sie Ihre wahre Körpergröße".

Wechseln Sie häufig die Sitzposition und machen Sie so oft wie möglich Pause vom Sitzen; d. h., die beste Pause ist eine Bewegungspause – eine aktive Pause.

Eine angenehme Form des Wohlbefindens im Alltagsleben kann das Liegen sein.

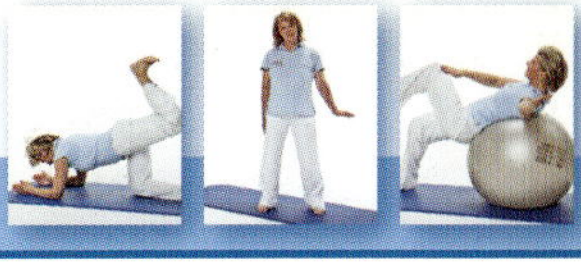

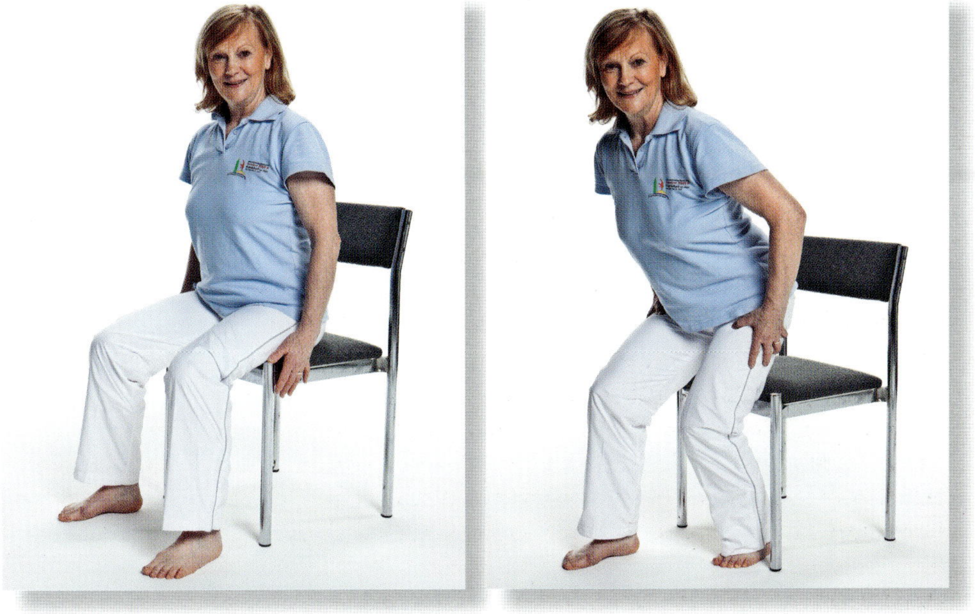

Richtiges Sitzen und richtiges Aufstehen

Maßstab für das richtige Liegen im Bett ist die Wirbelsäule. Die Rücken- und Seitenlage sollte so eingenommen werden, wie es der natürlichen Wölbung der Wirbelsäule entspricht. Empfehlenswert ist, im Interesse unserer Wirbelsäule, auf eine gute Trag- und Stützfähigkeit der Matratze hinzuweisen, die auch eine gewisse Flexibilität und Anpassungsfähigkeit besitzen sollte.

Was wäre unser Alltag ohne ständiges **Bücken, Heben, Tragen**!

Bei all diesen Bewegungen werden in sehr starkem Maße unsere Wirbelsäule und entsprechende Muskelgruppen dauernd beansprucht. Es ist deshalb empfehlenswert, ständige Fehlhaltungen zu vermeiden und die Wirbelsäule in ihrer natürlichen physiologischen Form zu halten. Eine wichtige Regel für das Bücken und Heben lautet:

Heben und drehen Sie niemals gleichzeitig!
Rundrücken, Rotation und gleichzeitiges Heben von schweren Lasten ist Gift für die Wirbelsäule.

Nicht die optische Wirkung ist beim Bücken, Heben, Tragen entscheidend, sondern einzig und allein die gesundheitsförderliche Funktionalität.

Wählen Sie deshalb folgenden Bewegungsablauf:

Richtiges Bücken und Heben heißt, sanft in die Knie gehen, den Gegenstand so nahe wie möglich an den Körper heranbringen, mit geradem Rücken hochheben und dabei ausatmen. Das Anheben erfolgt dabei aus den großen Gelenken – Knie und Hüfte. Verteilen Sie größere Lasten auf beide Körperseiten.

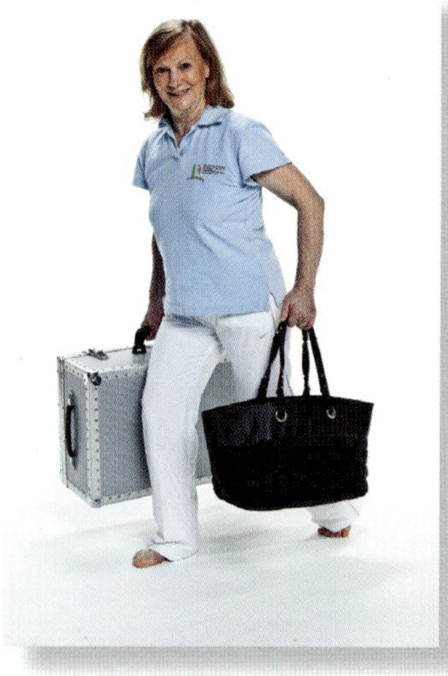
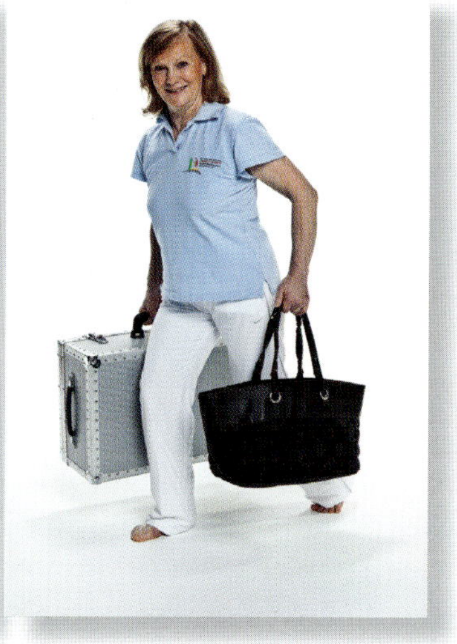

Versuchen Sie, erst dann zu heben, wenn Sie Ihren Körper muskulär auf das Gewicht/die Last eingestellt haben.

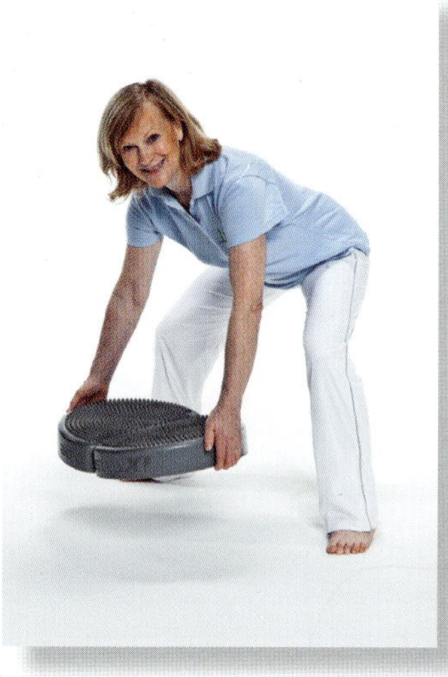
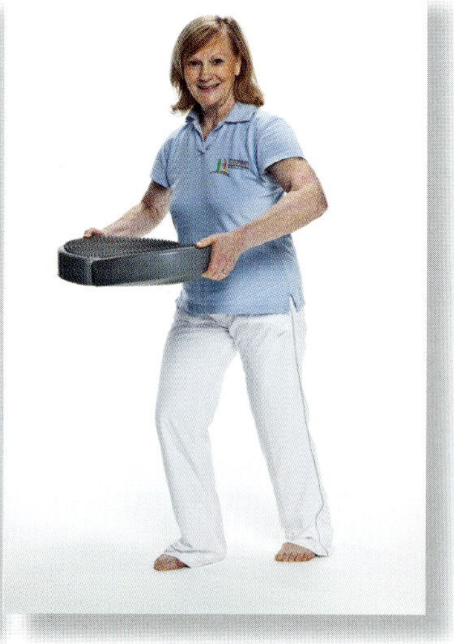

Richtiges Bücken, Heben und Tragen

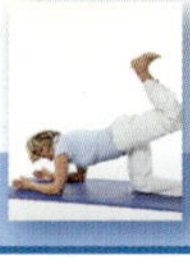
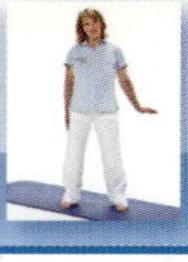
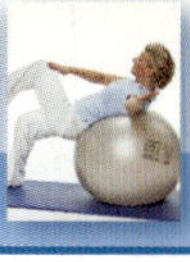

12 Übungskatalog

Anliegen des Übungskatalogs ist es, eine Auswahl von funktionellen Übungen vorzustellen, die auf eine punktuelle Muskelkräftigung abzielen. Dabei wird nicht der Anspruch auf Vollständigkeit im Übungsrepertoire erhoben.

Entsprechend dem individuellen Belastungszustand kann der Interessent zwischen Übungen mit unterschiedlichem Schwierigkeits- und Belastungsgrad wählen, jedoch sollte vor Nutzung des Katalogs im Heim- oder Gruppentraining ein „Check-up" des persönlichen Gesundheitszustands vorgenommen werden.

In der Handhabung des Katalogs beachten Sie bitte Ihre Belastbarkeit und als Gruppenleiter die Individualität der Teilnehmer.

Zum Kataloginhalt
Es werden zwei Grundformen von Kräftigungsübungen angeboten, in Teil I statische und in Teil II dynamische Ausführungsweise.

Teil I statische Kräftigungsübungen
Hier sind einfache Grundübungen im Sinne der statischen Muskelkräftigung aufgeführt. Die Dauer der Anspannung sollte bei ca. 10-20 s liegen.

Teil II dynamische Kräftigungsübungen
Hier werden Übungen mit und ohne Gerät in verschiedenen Schwierigkeitsstufen vorgestellt. Die Wiederholungszahl liegt bei ca. 8-30 x und mehr, je nachdem, wie viel Kraft Sie oder Ihre Teilnehmer persönlich haben. Ein angenehmes Brennen in der Muskulatur könnte die persönliche Grenze darstellen. Vermeiden Sie es, über die Schmerzgrenze hinauszugehen. Ein adäquates Training ist ein angenehmes Training und liegt im Bereich von circa 30-85 % der Maximalkraft.

Die jeweils angefügte Dehnungsübung in Kap. 8 ist als ein Beispiel zu werten und nach den Grundsätzen des funktionellen Dehnens zu nutzen.

Hinweise zu den Ausgangspositionen

Sitzposition
Knie schulterbreit auseinander, Kniegelenkwinkel größer als 90°, Füße mit ganzer Sohle auf der Unterlage aufsetzen, Rumpf weitgehend aufrecht, Kopf in Verlängerung der Wirbelsäule (Halswirbelstreckung), Schultern leicht nach hinten unten führen, Brustbein anheben.

Stehen – Grätschstand
Füße hüft-, becken- oder schulterbreit auseinander, Knie leicht beugen, Rumpf aufrecht, Kopf in Verlängerung der Wirbelsäule, Füße „verwurzeln" sich wie ein Anker auf der Unterlage, Körpergewicht wird gleichmäßig auf beide Beine verteilt, Brustbein anheben.

Stehen – Schrittposition
Füße schulterbreit voreinander stellen, vorderer und hinterer Fuß zeigen nach vorne, Knie zeigen in Richtung Fußspitzen, Körpergewicht auf beide Beine gleichmäßig verteilen, Rumpf leicht nach vorne neigen, Kopf in Verlängerung der Wirbelsäule, Füße „verwurzeln" sich wie ein Anker auf der Unterlage.

Bauchlage
Beide Beine sind gestreckt, Fußspitzen aktiv heranziehen oder strecken, Unter-, Oberschenkel-, Gesäß- und Bauchmuskulatur anspannen, Kopf bleibt in Verlängerung der Wirbelsäule, Nacken lang machen, Schultern sind locker.

Seitenlage:
Unteres Bein zur besseren Stabilität leicht gebeugt am Boden ablegen. Oberes Bein, Becken und Schulter bilden eine Linie. Unteren Arm flach auf dem Boden ablegen, Kopf auf dem Oberarm positionieren, die Handfläche des freien Arms ist vor dem Oberkörper auf dem Boden aufgestützt oder am Oberschenkel abgelegt.

Abweichungen je nach Übungsvariante sind möglich und oft wünschenswert.

Allgemeines: „Zeigen Sie Ihre ‚wahre' Körpergröße in jeder Trainingsposition, sowie auch in Ihrem Alltag."

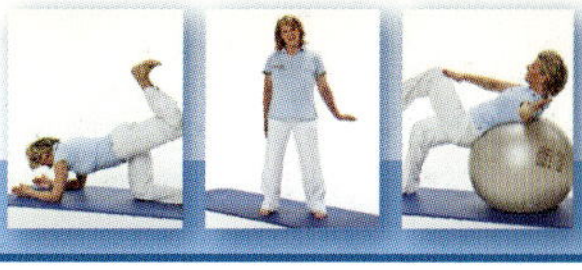

12.1 Teil I: Statische Kräftigungsübungen

Stemmen in der Rückenlage

Bitte beachten:

- HWS bleibt gestreckt.
- Physiologische LWS-Lordose halten, Spannung in der Bauchmuskulatur aufbauen (Muskelkorsett um die Taille aktivieren).
- Auf gerade Beinstellung achten.

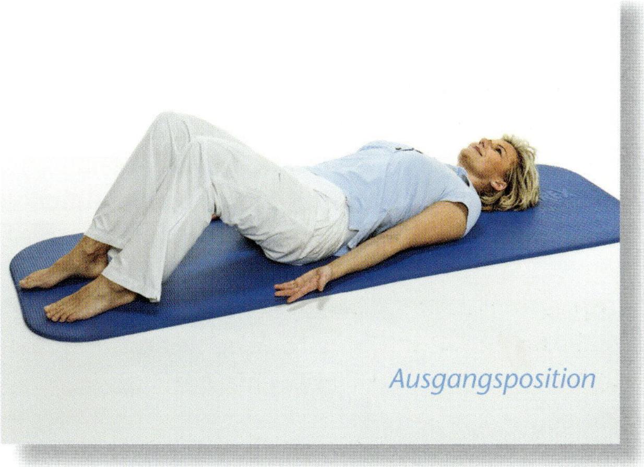

Ausgangsposition

Rückenlage, die Füße so weit auf der Unterlage heranziehen, bis die Fußsohlen gerade noch Bodenkontakt erreichen. Arme liegen seitlich am Körper.

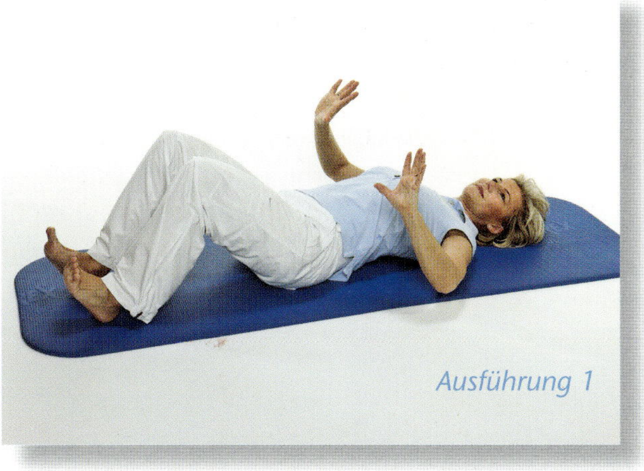

Ausführung 1

Fersen gegen die Unterlage drücken, dabei die Fußspitzen leicht heranziehen, Hände in eine Dorsalextension einstellen, Arme bleiben in einer ganz leichten Innenrotation, Ellbogen angenehm gebeugt. Das Stemmen langsam von der Handwurzel und dem Unterarm Richtung Kopf einleiten. Die BWS wird bis zur HWS gestreckt. Die Spannung langsam wieder lösen.

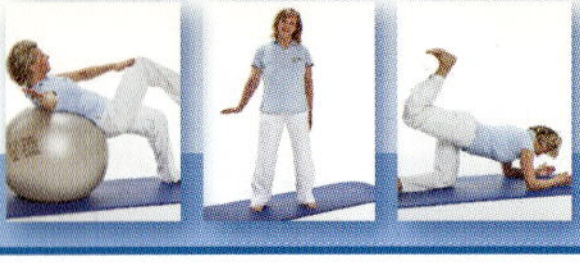

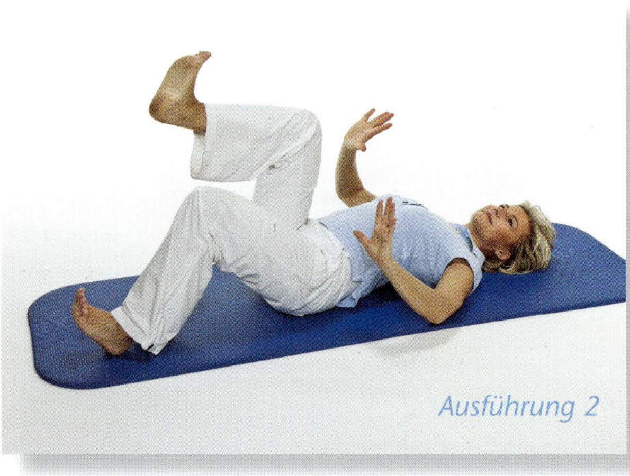

Ausführung 2

Aus der erarbeiteten Ausführung 1 wird jetzt das rechte Bein angehoben. Das unten stehende linke Bein stemmt weiterhin von der Ferse Richtung Kopf. Die Arme werden senkrecht nach oben (von den Handwurzeln) gehoben, bis die Ellbogen nur leicht gebeugt sind. Stellen Sie sich vor, Sie müssen eine schwere Last nach oben stemmen.

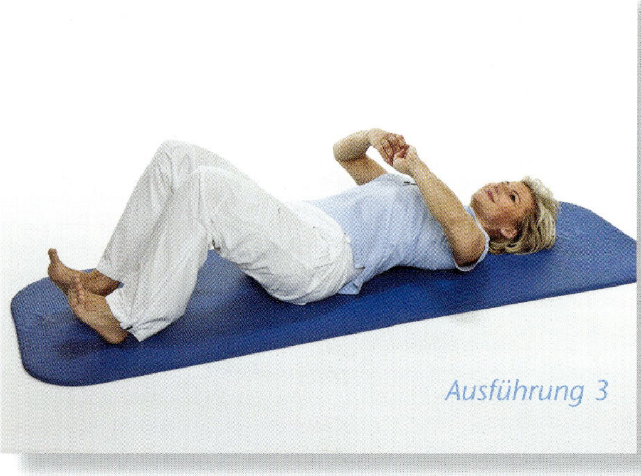

Ausführung 3

Rückenlage, Fersen gegen die Unterlage drücken. Die Hände greifen ineinander und werden nach außen gezogen. Brustbein nach vorne schieben, dabei darauf achten, dass nur eine natürliche Krümmung der LWS entsteht.

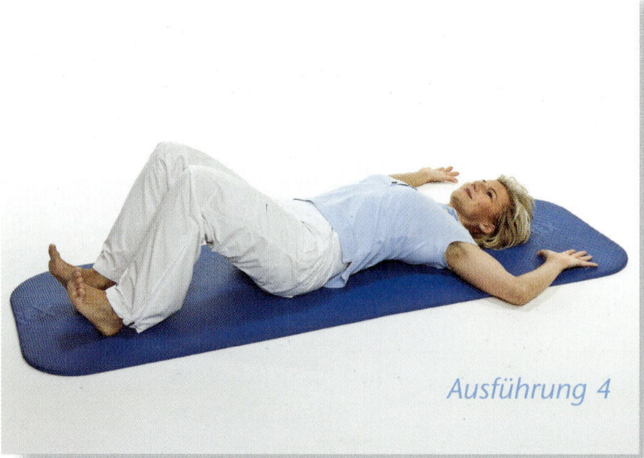

Ausführung 4

Rückenlage, Fersen gegen die Unterlage drücken. Beide Arme werden gebeugt (U-Halte), am Kopf positioniert und gegen die Unterlage gestemmt. Bauch- und Gesäßmuskulatur anspannen.

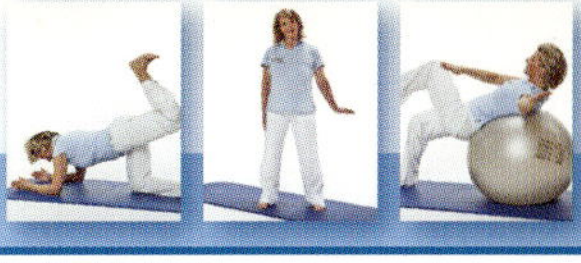

Stemmen in der Bauchlage und Seitenlage

Bitte beachten:

- Bauch- und Gesäßmuskulatur anspannen.

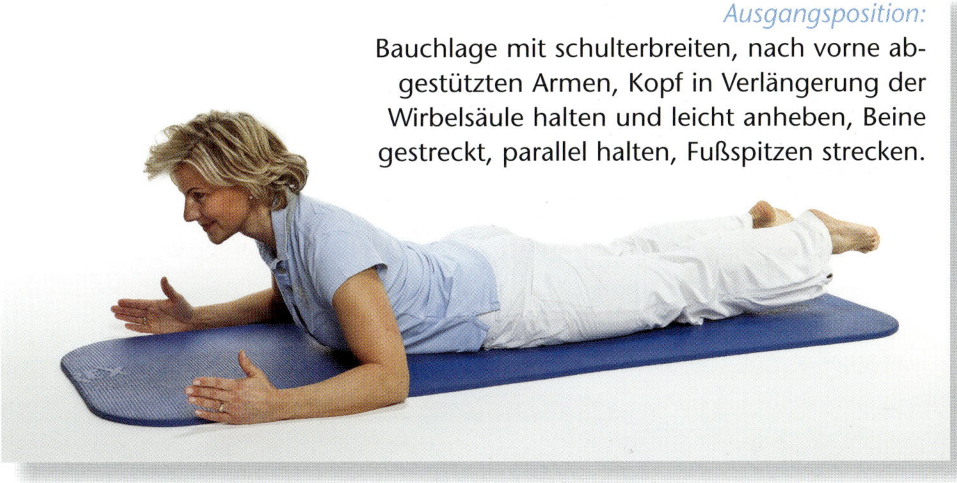

Ausgangsposition:
Bauchlage mit schulterbreiten, nach vorne abgestützten Armen, Kopf in Verlängerung der Wirbelsäule halten und leicht anheben, Beine gestreckt, parallel halten, Fußspitzen strecken.

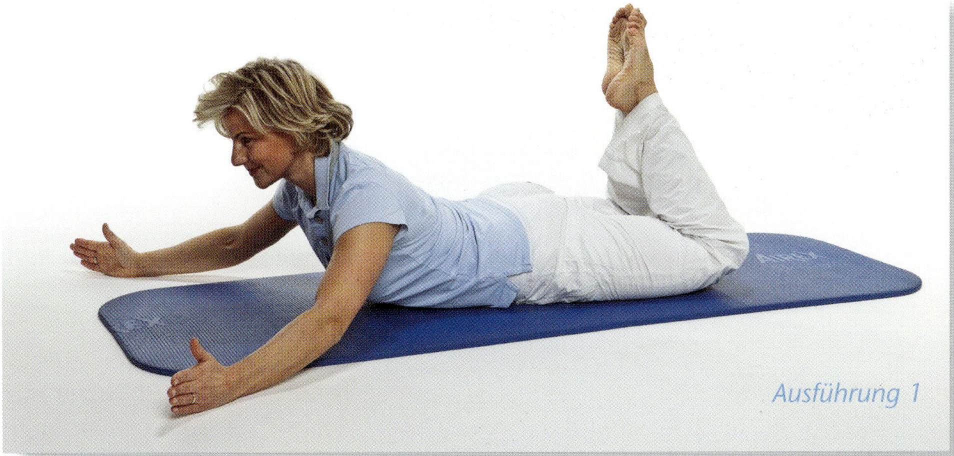

Ausführung 1

Hände geöffnet halten und sich auf den Handkanten abstützen, gegen die Unterlage stemmen. Beide Beine können gebeugt oder gestreckt gehalten werden. Die Schultern bleiben aktiv abgesenkt und der Nacken lang. Die Leisten bleiben am Boden.

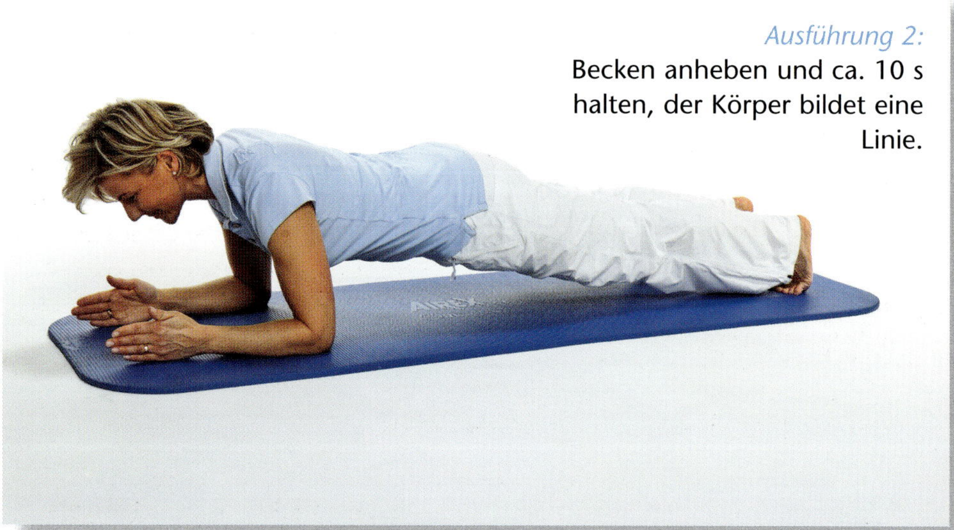

Ausführung 2:
Becken anheben und ca. 10 s halten, der Körper bildet eine Linie.

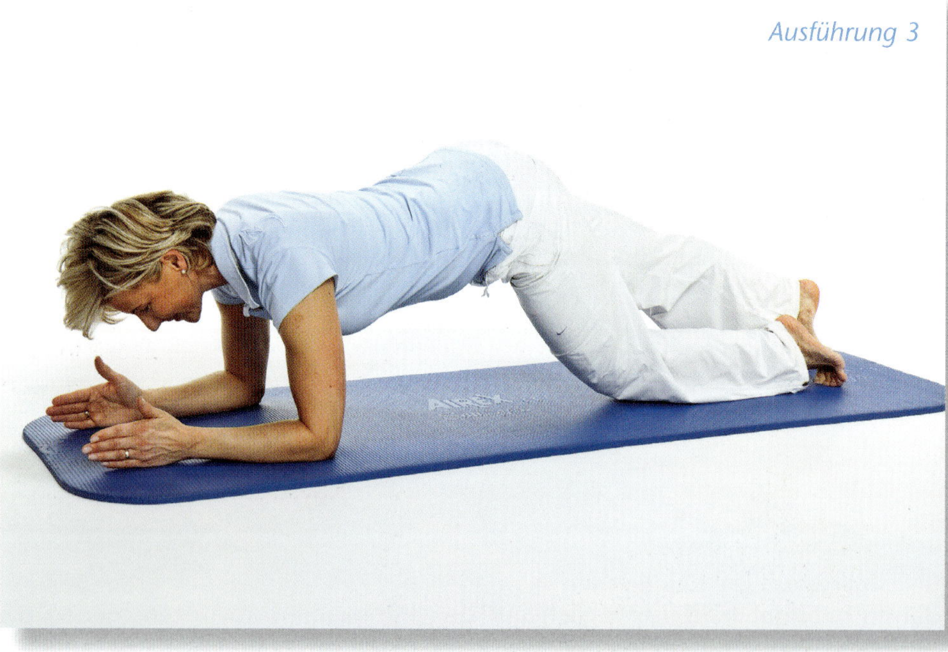

Ausführung 3

Siehe Ausführung 2, beide Knie im Wechsel zum Boden führen, mit dem Schultergürtel über den Ellbogen bleiben.

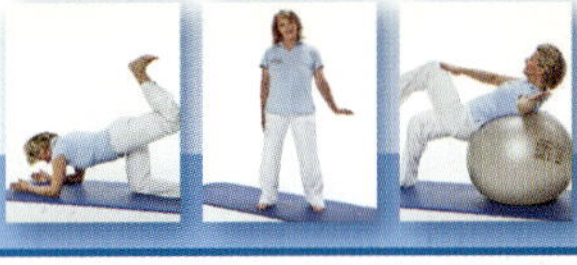

Ausgangsposition und Ausführung 1

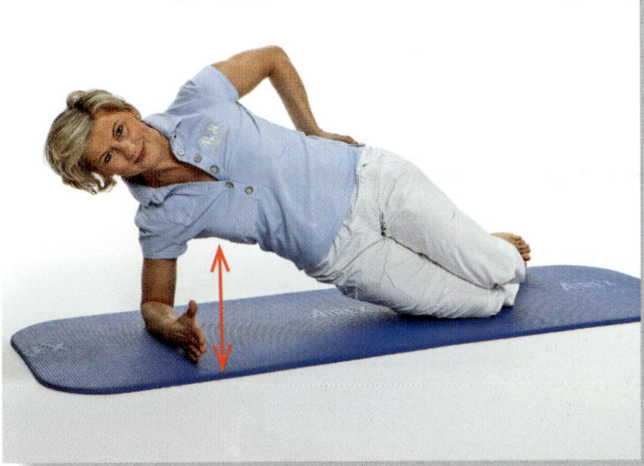

Seitenstütz mit gebeugten Beinen, Ellbogen und Schulter bilden eine Linie.

Das Becken heben, ca. 10 s halten und absenken, auf Nackenstreckung achten. Zur besseren Stabilisation mit dem oberen Arm sich am Becken abstützen.

Ausführung 2

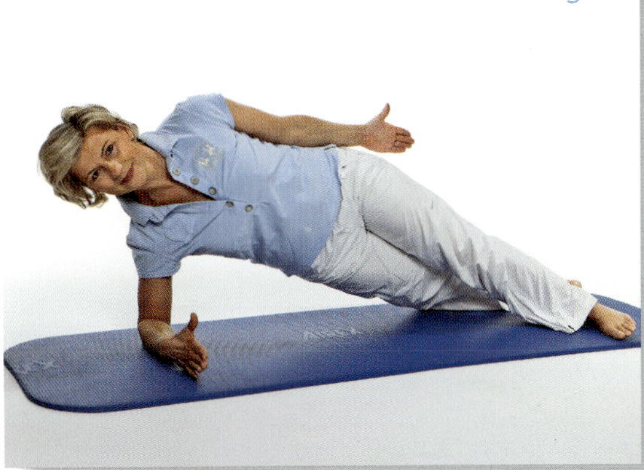

Beide Beine ausstrecken, die Füße heranziehen und voreinander stellen, Becken heben, ca. 10 s halten und senken, den Arm zur Intensivierung ausstrecken.

Ausführung 3

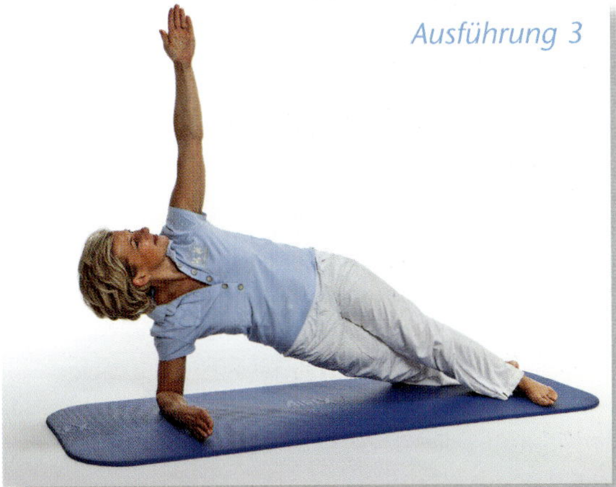

Siehe Ausführung 2, zur Intensivierung den oberen Arm nach oben, zur Decke hin, ausstrecken und den Blick nach oben zur gestreckten Hand richten.

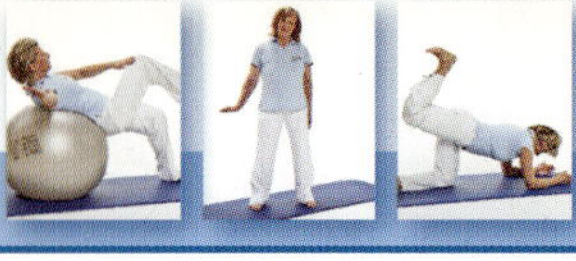

Stemmen im Stand

Bitte beachten:

- „Wahre Körpergröße" zeigen.
- Schultern tief halten.
- Bauch- und Gesäßmuskulatur leicht anspannen.

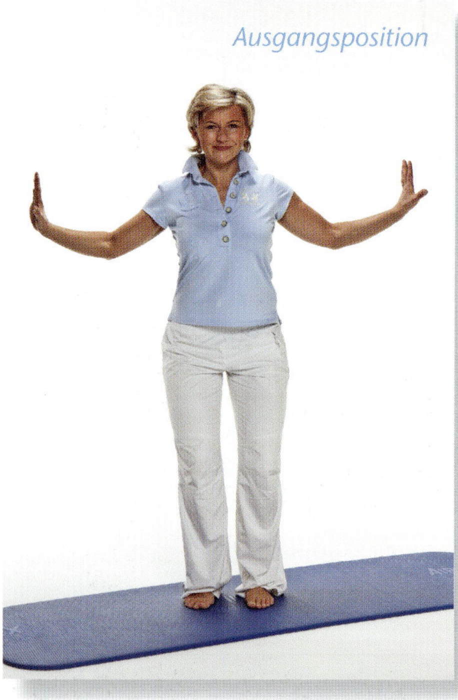

Ausgangsposition

Beine sind hüftbreit in Parallelstellung aufgestellt, Knie leicht gebeugt, Kopf aufgerichtet, Blick nach vorne richten, Arme seitlich locker anheben.

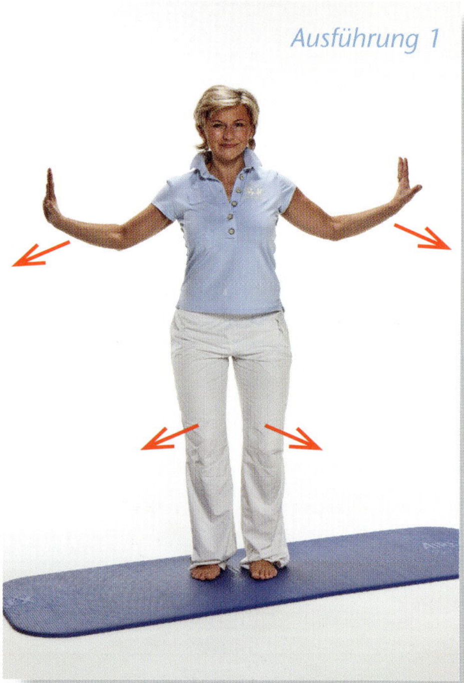

Ausführung 1

Beine nach außen in die Abduktion drücken, wobei die Position der Beine sich nicht verändert, mit den Fußspitzen in den Boden sanft „krallen", ohne die Zehen einzurollen. Stellen Sie sich vor, Ihre Arme und Knie drücken (imaginäre) Wände nach außen und lassen sie wieder herankommen.

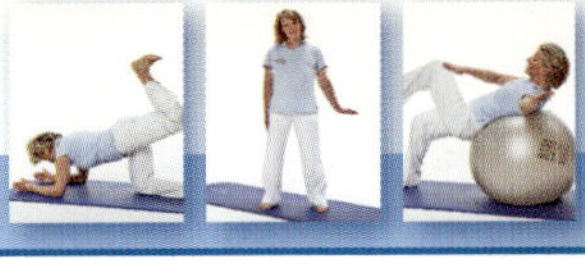

Ausführung 2

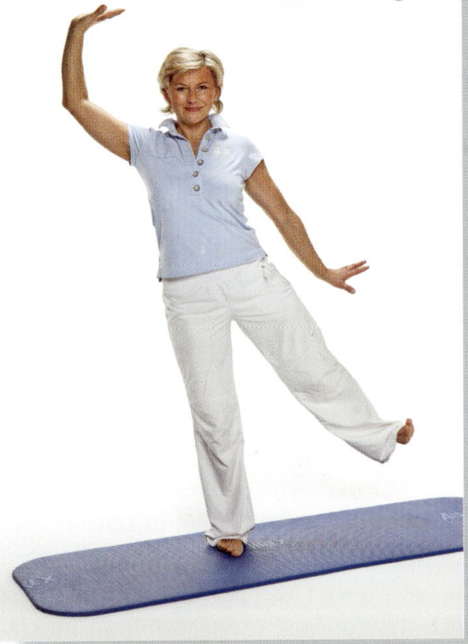

Einen Arm nach oben Richtung Decke stemmen, den anderen Arm in den Boden stemmen, Schultern unten halten, Brustbein nach vorne schieben. Gleichzeitig das rechte Bein in der Frontalebene in die Abduktion stemmen (Einbeinstand).

Ausführung 3

Einbeinstand, ein Bein leicht anheben, einen Arm zur Stabilisierung seitlich halten, überkreuzt mit der Hand leichten Druck gegen den Oberschenkel ausüben.

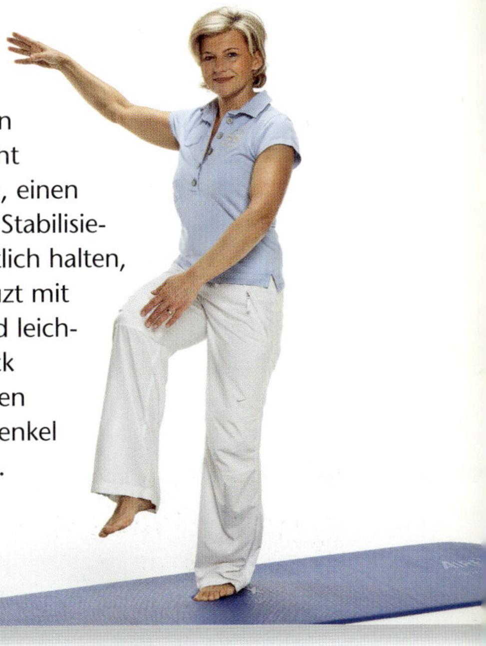

Ausführung 4

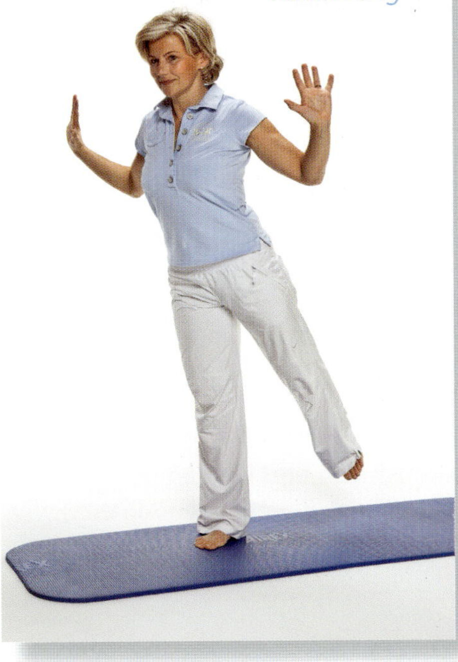

Einbeinstand, das Spielbein nach hinten verlagern, beide Arme gebeugt anheben und beide Schulterblätter zusammenführen (eine imaginäre Zitrone ausdrücken).

12.2 Teil II: Dynamische Kräftigungsübungen

12.2.1 Arm- und Schultermuskulatur

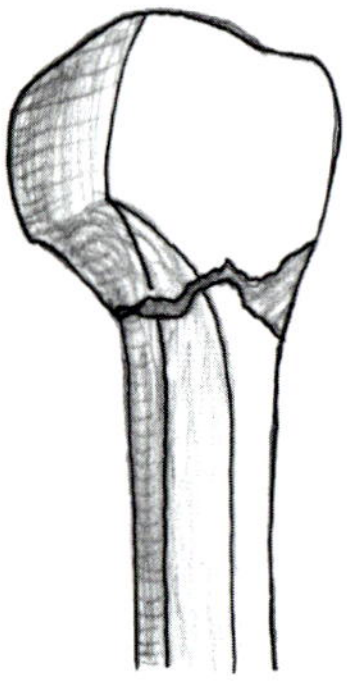

15

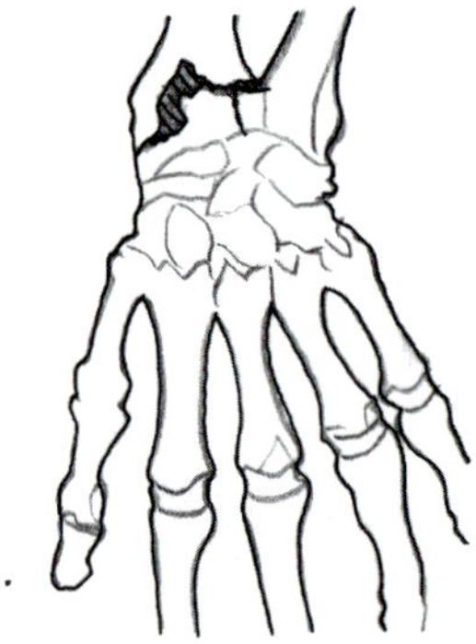

16

Abb. 15: Schultergelenk
Abb. 16: Handgelenk

Bereich: Rund um das Schulter- und Handgelenk

Die Kräftigung der Armmuskulatur bei Osteoporosegefährdeten oder -betroffenen ist aus gesundheitlicher Sicht von großer Bedeutung. Durch eine gut gekräftigte Unterarmmuskulatur werden die Unterarmknochen (Elle und Speiche) kräftiger, was wiederum eine Minimierung der Bruchgefahr bedeutet.

Genauso wichtig ist die Schultergelenkmuskulatur, da das Schultergelenk praktisch keine knöcherne Führung besitzt, sondern muskulär gesichert werden muss. Ein sehr wichtiger Muskel in diesem Bereich ist der Deltamuskel *(M. deltoideus)*, der den Arm zur Seite wegführt (Abduktion) und bei den Vor- und Rückbewegungen sowie bei der Innen- und Außenrotation beteiligt ist. Als weitere wichtige Muskeln können z. B. genannt werden der große Brustmuskel *(M. pectoralis major)* mit seinen Hauptfunktionen: Heranführen des Arms an den Körper, Innenrotation und Anteversion des Arms (wird in Kap. 12.2.2 vorgestellt), und der breite Rückenmuskel *(M. latissimus dorsi)*, der das Zurückführen des Arms, die Innenrotation, das Senken des erhobenen Arms und Heranziehen des Arms erlaubt.

Die Rotatorenmanschette sollte neben der Innenrotation **hauptsächlich** in die Außenrotation trainiert werden, um die Aufrichtung zu unterstützen.

Der Armbeuger *(M. biceps brachii)* und sein Gegenspieler, der Armstrecker *(M. triceps brachii)*, befinden sich im Oberarmbereich und können relativ isoliert gekräftigt werden. Bei vielen anderen Übungen (z. B. Ruderbewegung etc.) werden sie jedoch mittrainiert.

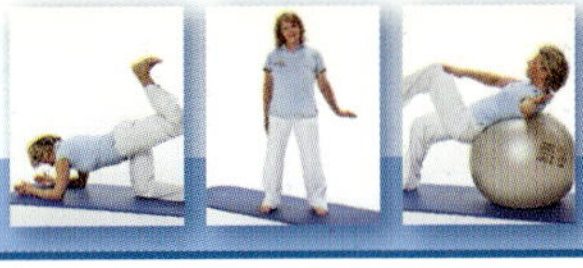

M. biceps brachii (zweiköpfiger Armbeuger)
Funktion: Supination und Flexion des Ellbogengelenks.

Version mit kleinen Gewichten/Hanteln/Brasils

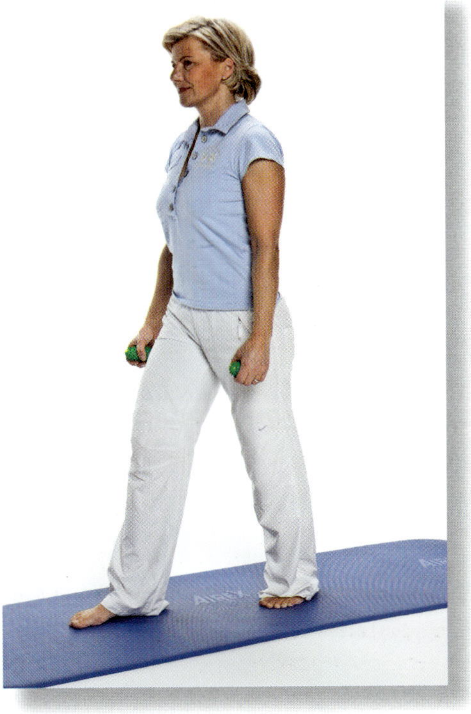

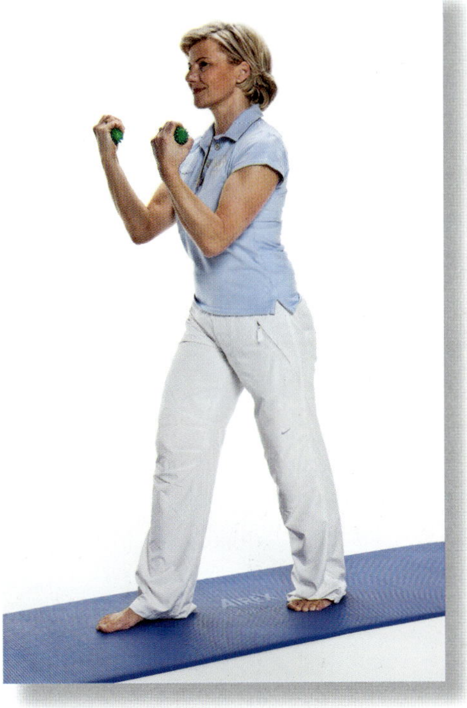

Ausgangsposition:
Stehend – Schrittposition, Arme seitlich am Körper strecken, beide Ellbogen sind leicht gebeugt, die Handrücken zeigen nach außen. Spannung in beiden Armen aufbauen.

Ausführung:
Die Unterarme werden im Ellbogengelenk langsam gebeugt und leicht nach außen oben rotiert. Die Beugung wird kraftvoll ausgeführt.

Version mit Physiotube®

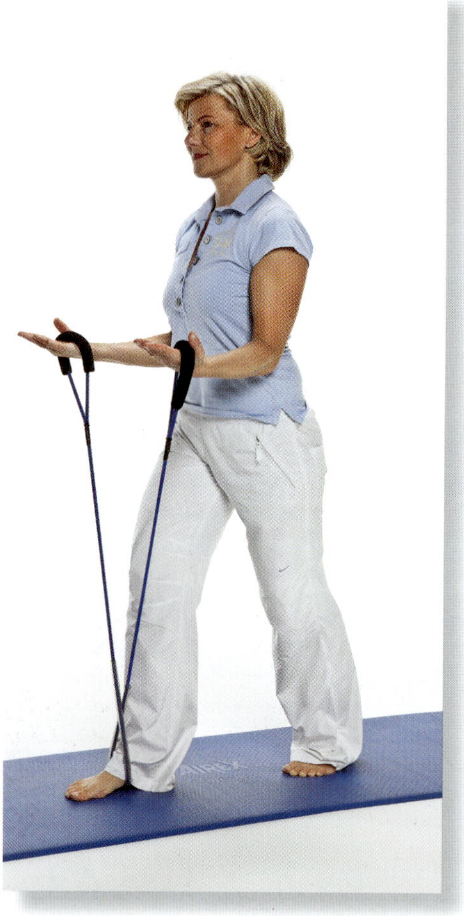

Ausgangsposition:
Siehe Version 1., ein Fuß steht auf dem Physiotube®, beide Hände halten je ein Ende des Tubes, die Handrücken zeigen nach unten.

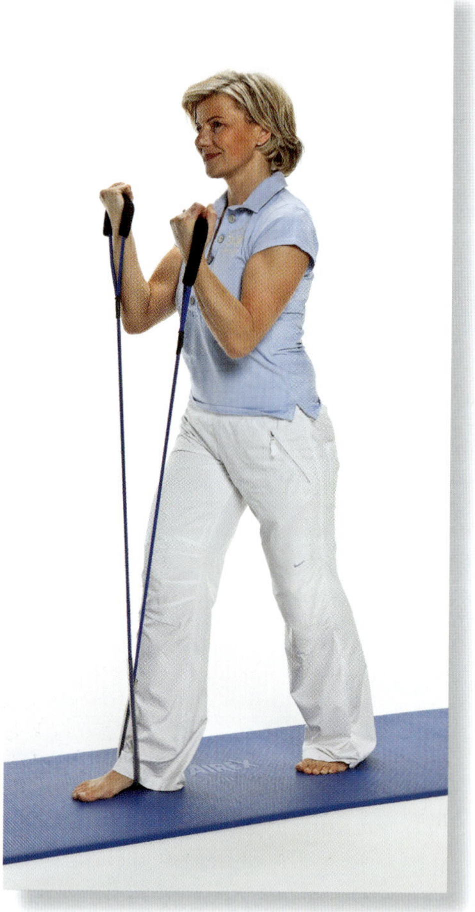

Ausführung:
Die Unterarme werden gegen den Widerstand des Physiotubes® im Ellbogengelenk gebeugt und leicht angehoben.

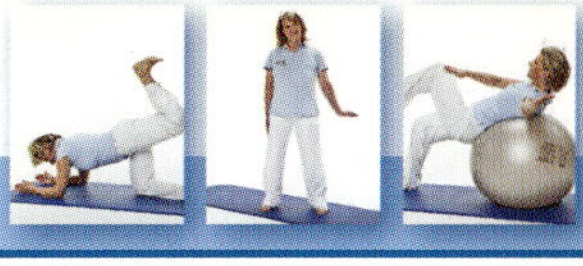

M. triceps brachii (dreiköpfiger Armstrecker)
Funktion: Extension des Ellbogengelenks und Retroversion in der Schulter.

Version mit Physiotube®

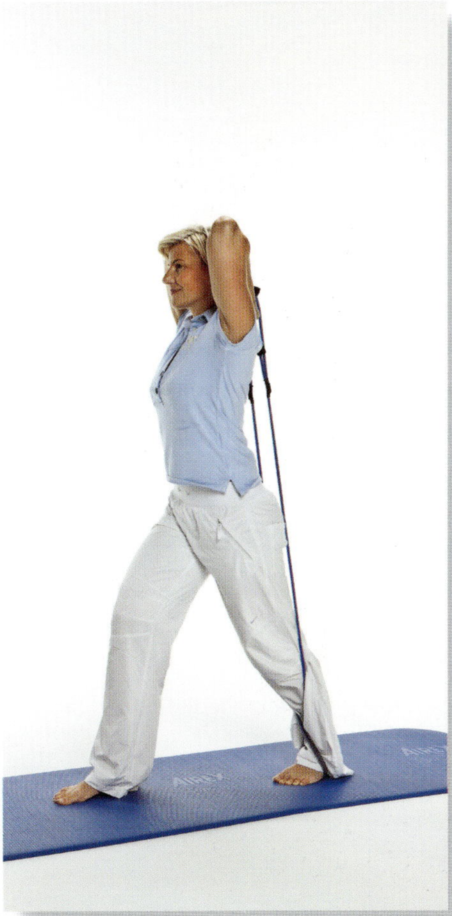

Ausgangsposition:
Stehend – Schrittposition, der hintere Fuß steht auf dem Tube, beide Arme fassen an beiden Enden des Tubes und werden nach oben gebeugt geführt, sodass beide Ellbogen zur Decke zeigen.

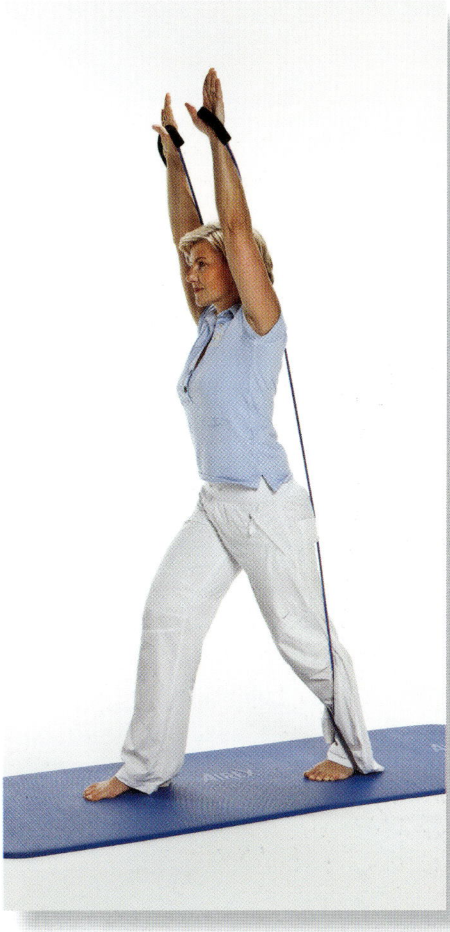

Ausführung:
Beide Unterarme werden gegen den Widerstand des Physiotubes® im Ellbogengelenk nach oben gestreckt, dabei beide Hände öffnen und Handgelenke gerade halten.

M. deltoideus (Deltamuskel)
Funktion: Abduktion des Arms bis zur Horizontalen sowie Beteiligung an allen Bewegungen im Schultergelenk (Anteversion, Retroversion, Innen- und Außenrotation).

Version mit den Brasils® oder anderen kleinen Gewichten

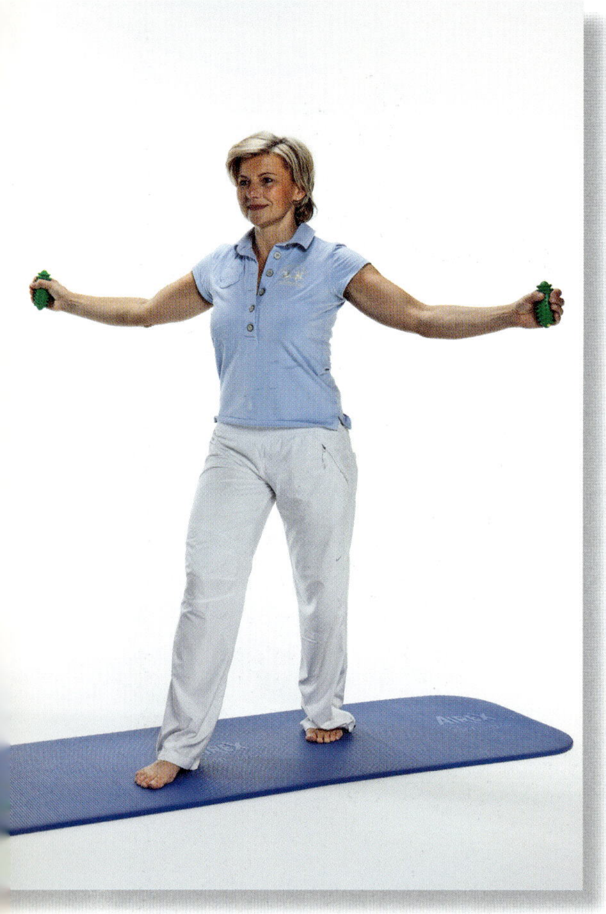

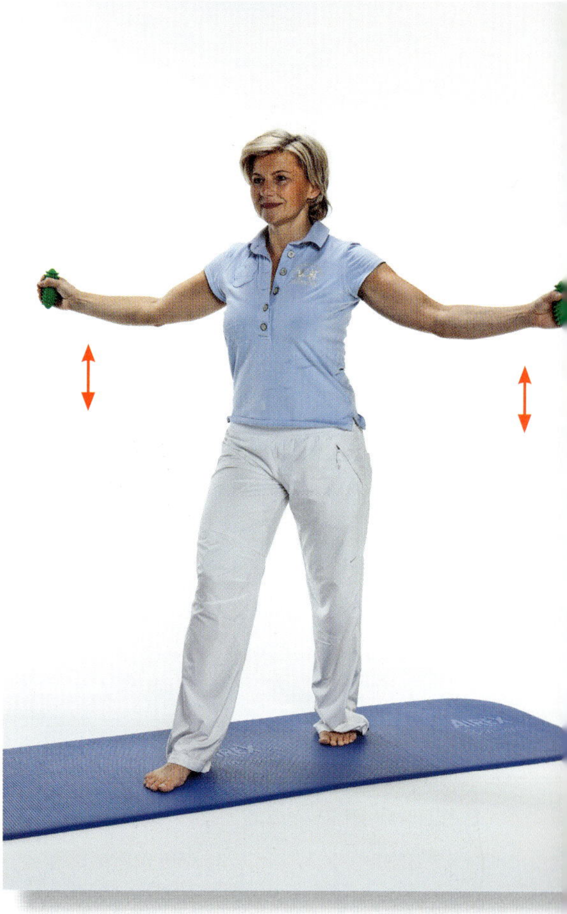

Ausgangsposition:
Ausfallschritt, beide Arme seitlich etwa auf Brusthöhe heben und ausgestreckt halten.

Ausführung:
Aus dem Schultergelenk heraus werden beide Arme schnell ca. 10-15 cm hoch und tief bewegt, um das Granulat in den Brasils® in Bewegung zu setzen.

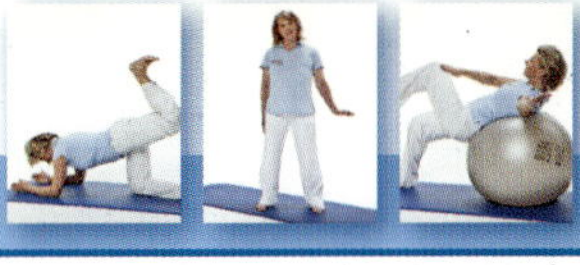

Version mit Physiotube®

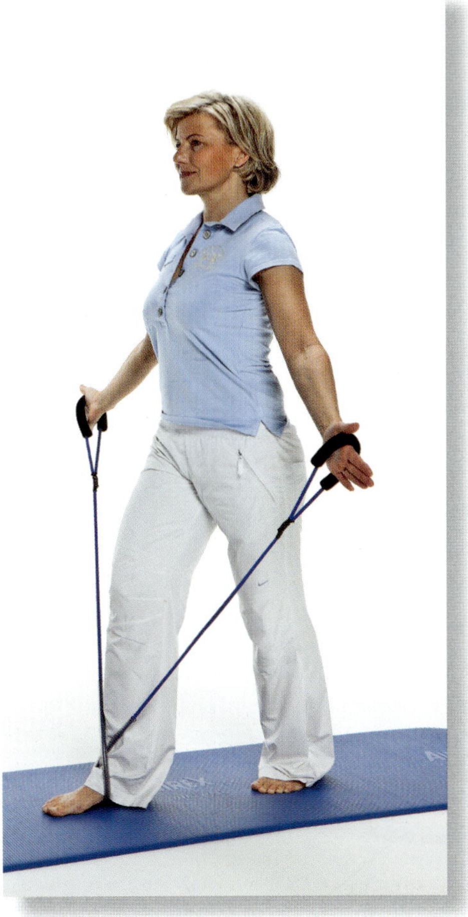

Ausgangsposition:
Ausfallschritt, einen Fuß auf das Tube stellen, das Körpergewicht leicht nach vorn verlagern, beide Hände halten die Griffe des Tubes und befinden sich leicht seitlich gespreizt.

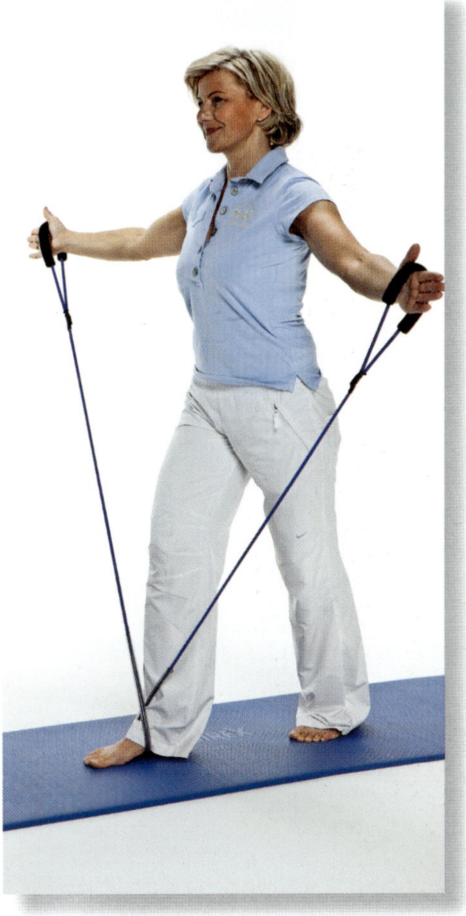

Ausführung:
Beide Arme werden seitlich maximal auf Brusthöhe angehoben, Ellbogengelenke sind leicht gebeugt.
Die Bewegungsamplitude verläuft zwischen Becken und Brust.

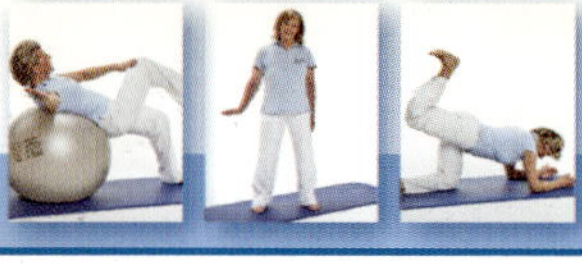

Muskelgruppe: Rotatorenmanschette
Funktion: Außen- und Innenrotation

Version mit kleinen Gewichten oder z. B. Brasils®

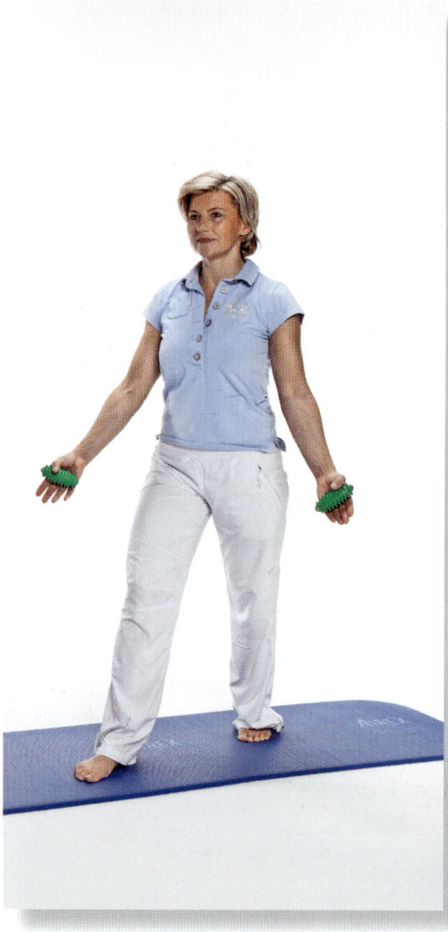

Ausgangsposition:
Stehend – Schrittposition, beide Arme seitlich unten V-förmig halten.

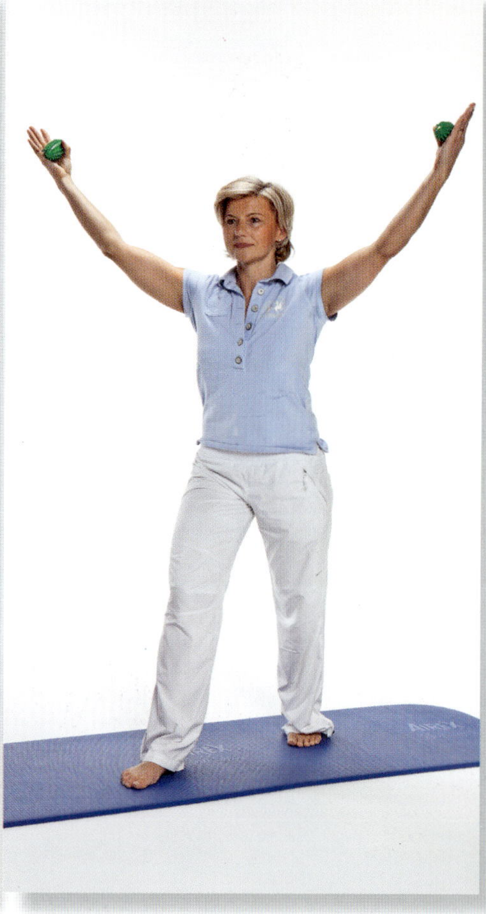

Ausführung:
Beide Arme nach oben außen V-förmig in die Außenrotation führen, Schultern bleiben tief, nur die Arme arbeiten aus dem Schultergelenk heraus.

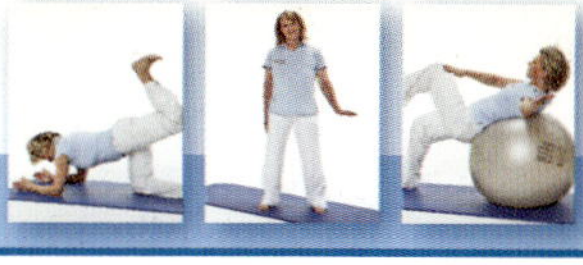

Version mit Physiotube®

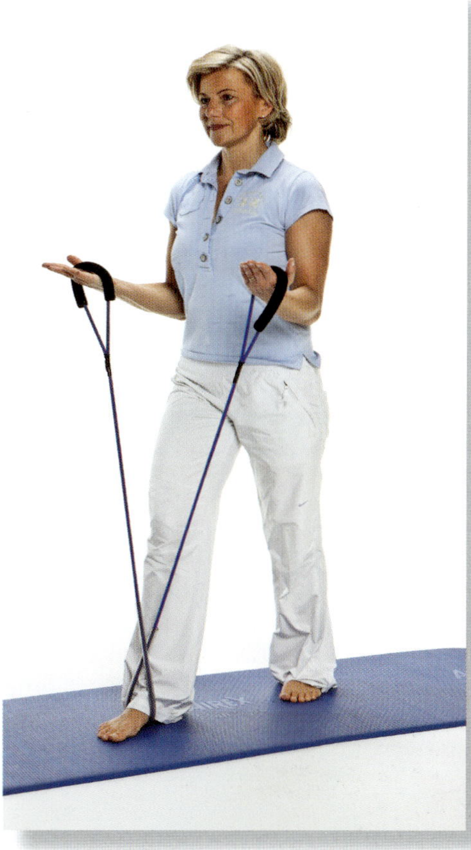

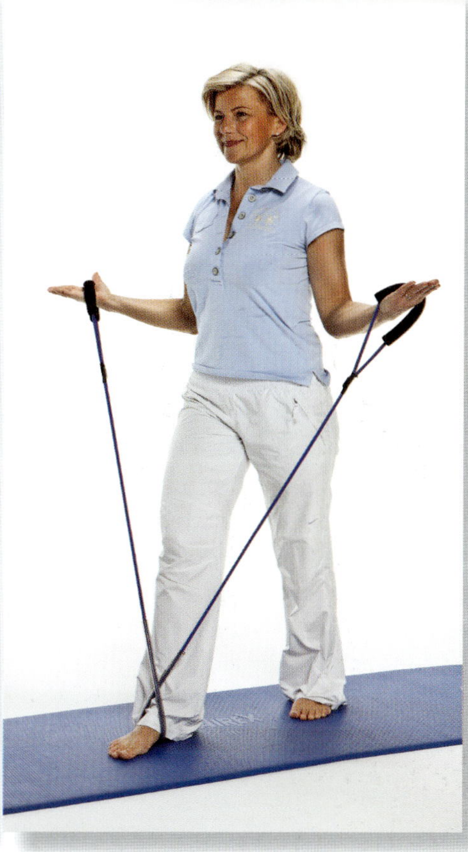

Ausgangsposition:
Stehend – Schrittposition, der vordere Fuß steht auf dem Tube, beide Arme fassen an beiden Enden des Tubes und werden gebeugt vor dem Körper gehalten, sodass beide Handinnenflächen zur Decke zeigen.

Ausführung:
Beide Unterarme nach außen führen, beide Unterarme waagerecht halten. Die Bewegung kommt aus dem Schultergelenk.

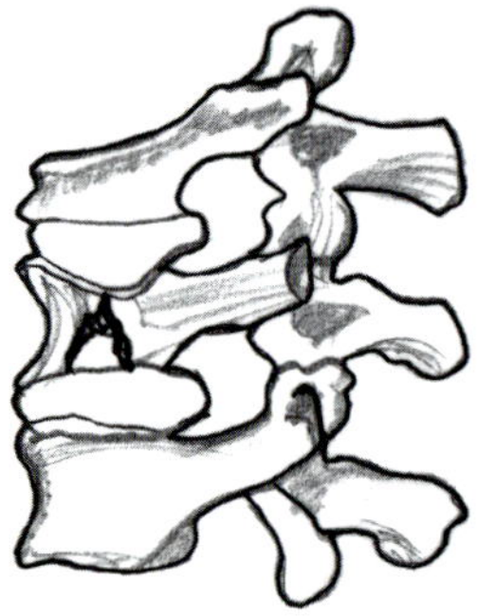

Abb. 17: Wirbelkörper

12.2.2 Rumpfvorderseite

Der große Brustmuskel ist ein kräftiger Muskel und bildet die muskulöse Grundlage der vorderen Achselfalte. Er hat eine Auswirkung auf das Schultergelenk und kann somit den Arm nach vorne führen (Anteversion), an den Körper heranziehen (Adduktion), nach innen rotieren und die Schulter nach vorne senken.

Einer gut gekräftigten Bauchmuskulatur kann eine ästhetische als auch eine gesundheitliche Bedeutung zugeschrieben werden. Bauch- und Rückenmuskulatur bilden das muskuläre Korsett des Menschen. Ihre regelmäßige Kräftigung sollte ein fester Bestandteil jeder Trainingseinheit sein. Zu den wichtigen Muskeln gehören der gerade Bauchmuskel *(M. rectus abdominis)* mit der Hauptfunktion: Einrollen des Rumpfs und Beckenaufrichtung, und die äußeren und inneren Bauchmuskeln *(M. obliquus externus* und *internus abdominis)* mit der Hauptfunktion: Seitbeuge, Rotation, Einrollen des Rumpfs. Die tiefstliegende Bauchmuskulatur *(M. transversus abdominis)*, die wie ein Gürtel um die Taille verläuft, gehört zu der wichtigsten Schicht, weil sie stabilisierend wirkt. Bei der Pilates-Methode spricht man vom „Powerhouse", wenn der quer verlaufende Bauchmuskel aktiviert wird, als wichtigster Stabilisator im Bauchbereich.

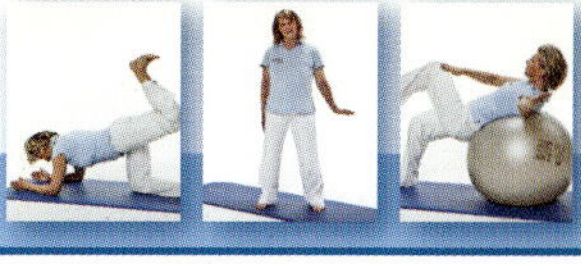

M. pectoralis major (großer Brustmuskel)
Funktion: Adduktion und Innenrotation im Schultergelenk.

Version mit Redondoball®

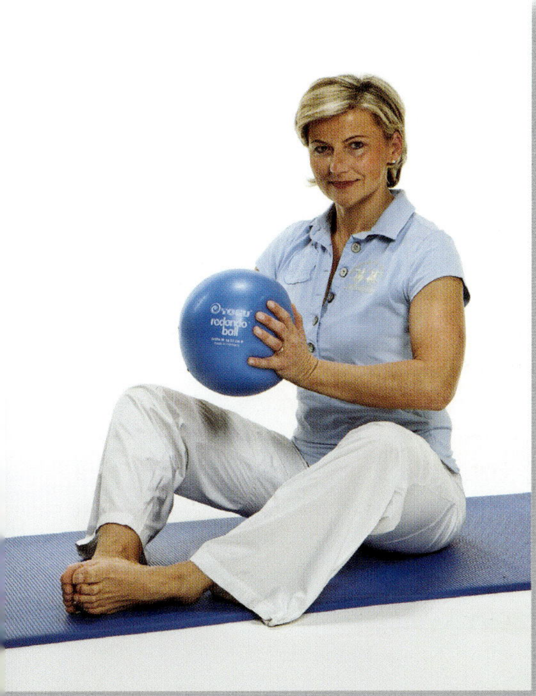

Ausgangsposition:
Sitzend auch stehend oder liegend möglich, den Ball auf Brusthöhe halten, Schultern absenken, Schulterblätter zusammenführen.

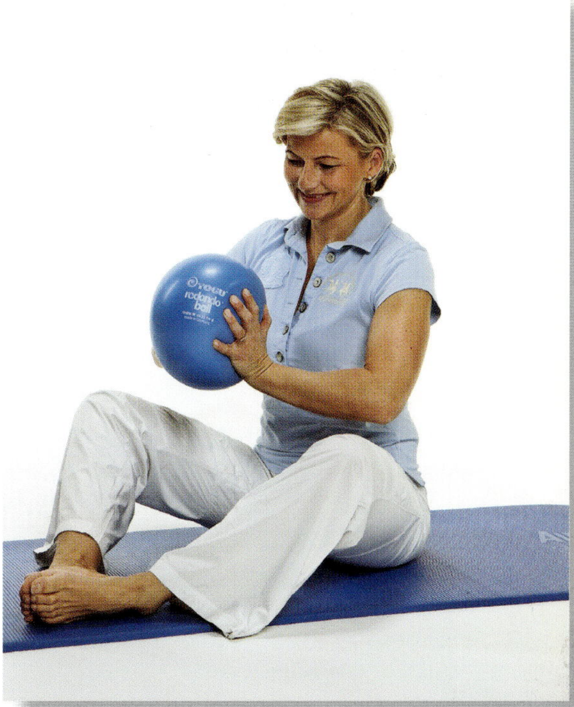

Ausführung
Mit beiden Händen den Ball schnell intermittierend zusammendrücken, einen festen Widerstand erzeugen, dabei auf gleichmäßige Atmung achten.

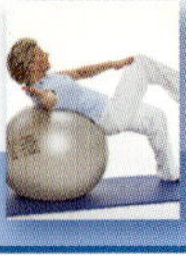
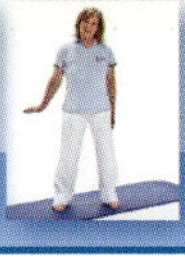
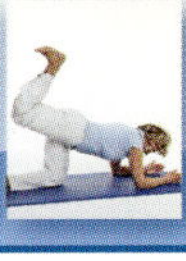

Version mit Handgewichten

Ausgangsposition:

Liegend, Rückenlage mit aufgestellten Beinen, die ausgestreckten Arme seitlich auf Brusthöhe positionieren und über dem Boden angespannt halten.

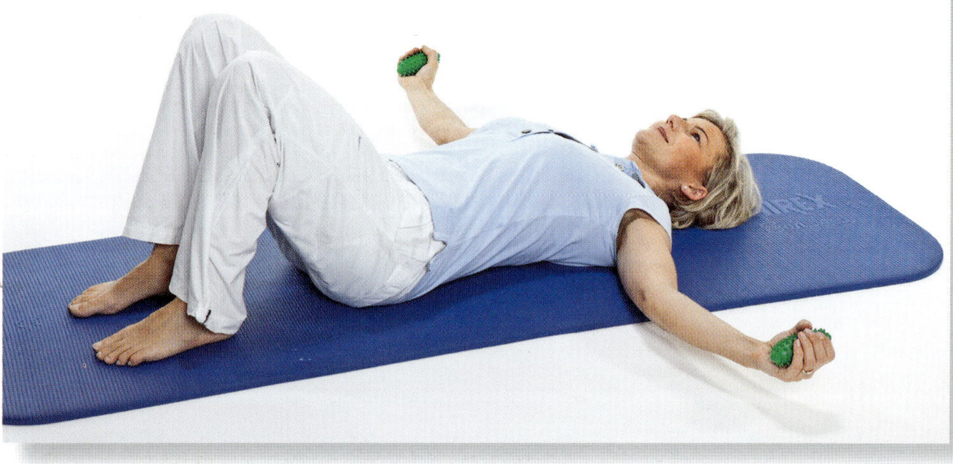

Ausführung:

Beide Arme werden langsam hoch zur Decke in V-Form gestreckt angehoben.

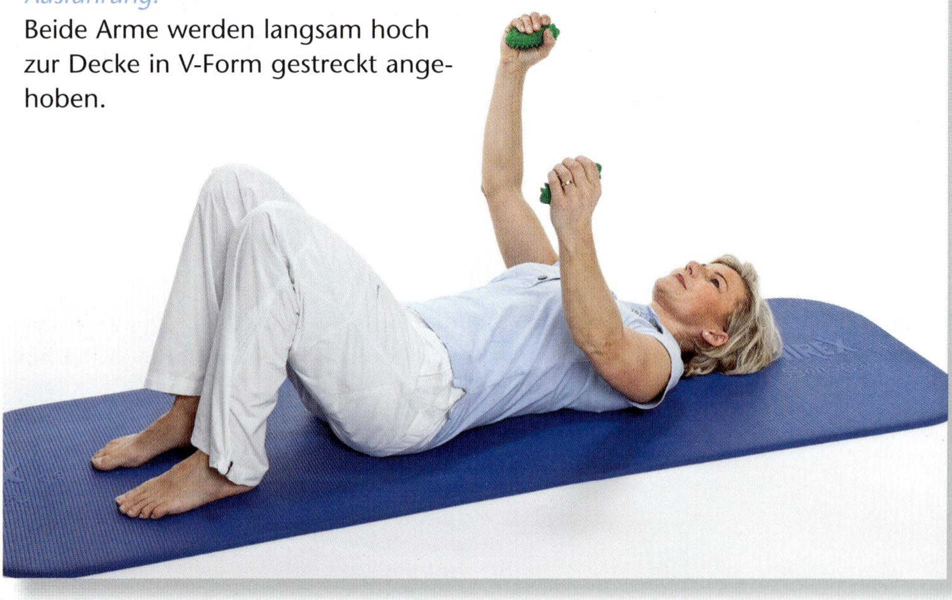

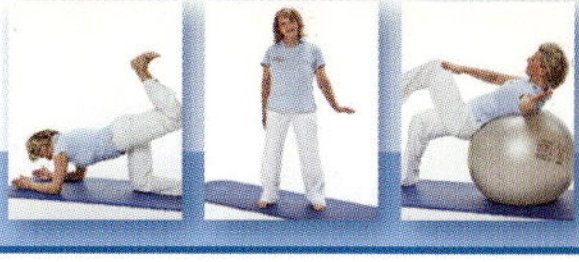

Bauchmuskelgruppe
M. transversus abdominis (tiefstliegender, quer verlaufender Bauchmuskel).
Funktion: Stabilisierung, Zusammenpressen des Bauchs, Absenken der Rippenbögen, ist bei der Ausatmung beteiligt.

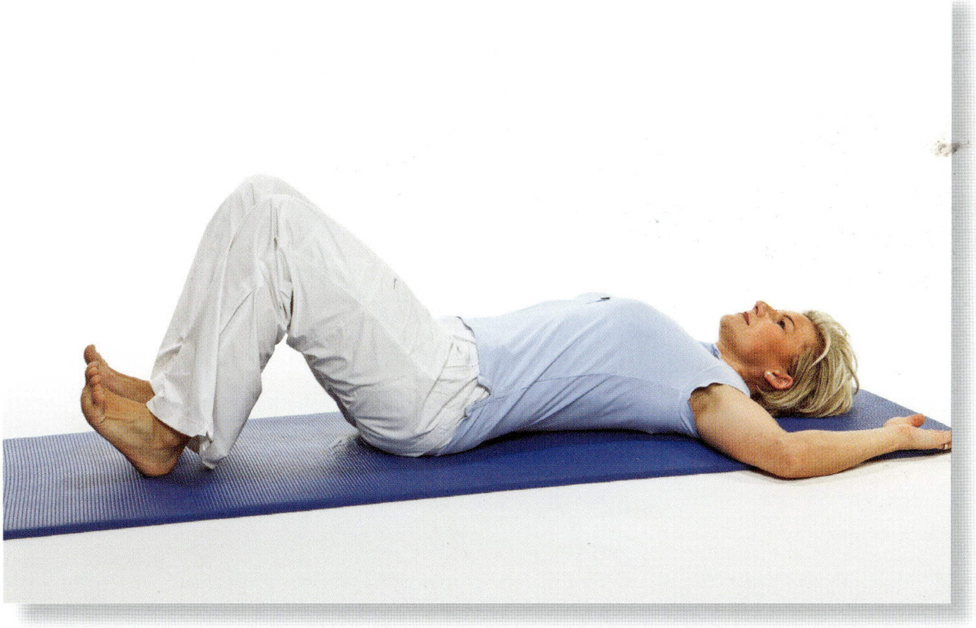

Ausgangsposition:
Rückenlage, beide Beine aufstellen und die Füße heranziehen, Fersen in den Boden stemmen, beide Arme, wenn die Schultergelenke es erlauben, nach hinten in U-Halte positionieren, die natürliche Lordose einstellen (einen imaginären Gürtel um die Taille „eng schnallen").

Ausführung 1:

Ein Bein wird herangezogen und gestreckt, dabei die natürliche Lordose (ein kleiner „Tunnel") beibehalten.

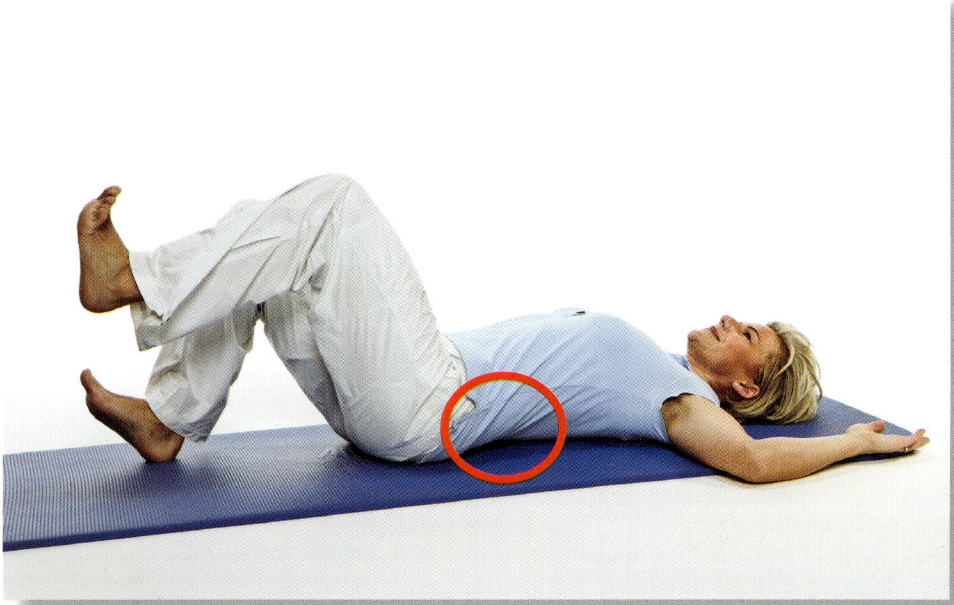

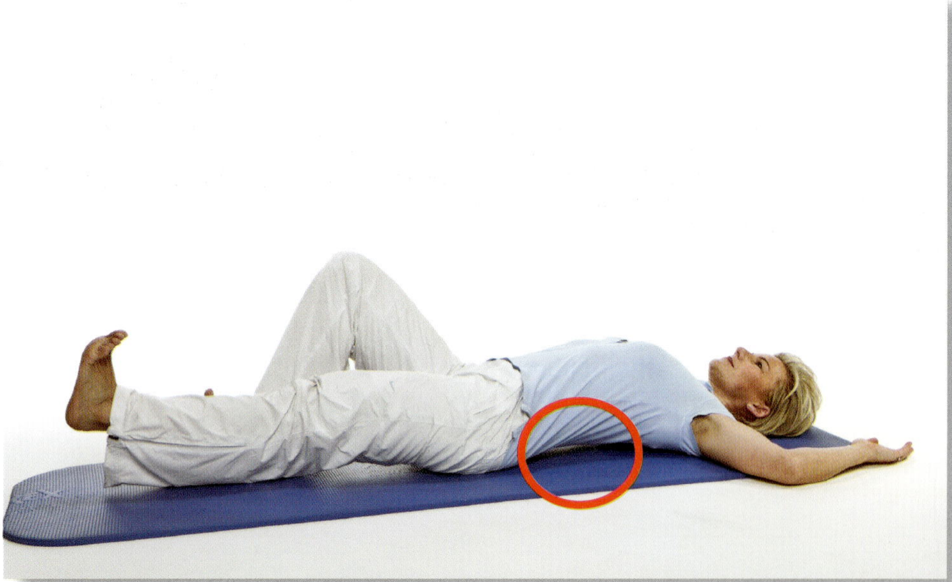

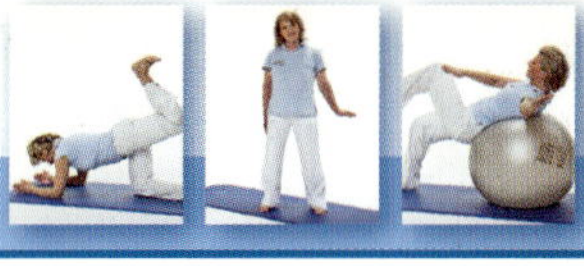

Ausführung 2:

Beide Beine angehoben halten (ca. 90° im Knie- und Hüftgelenk einstellen), minimal beide Knie vorwärts und rückwärts verschieben, dabei die natürliche Lordose beibehalten.

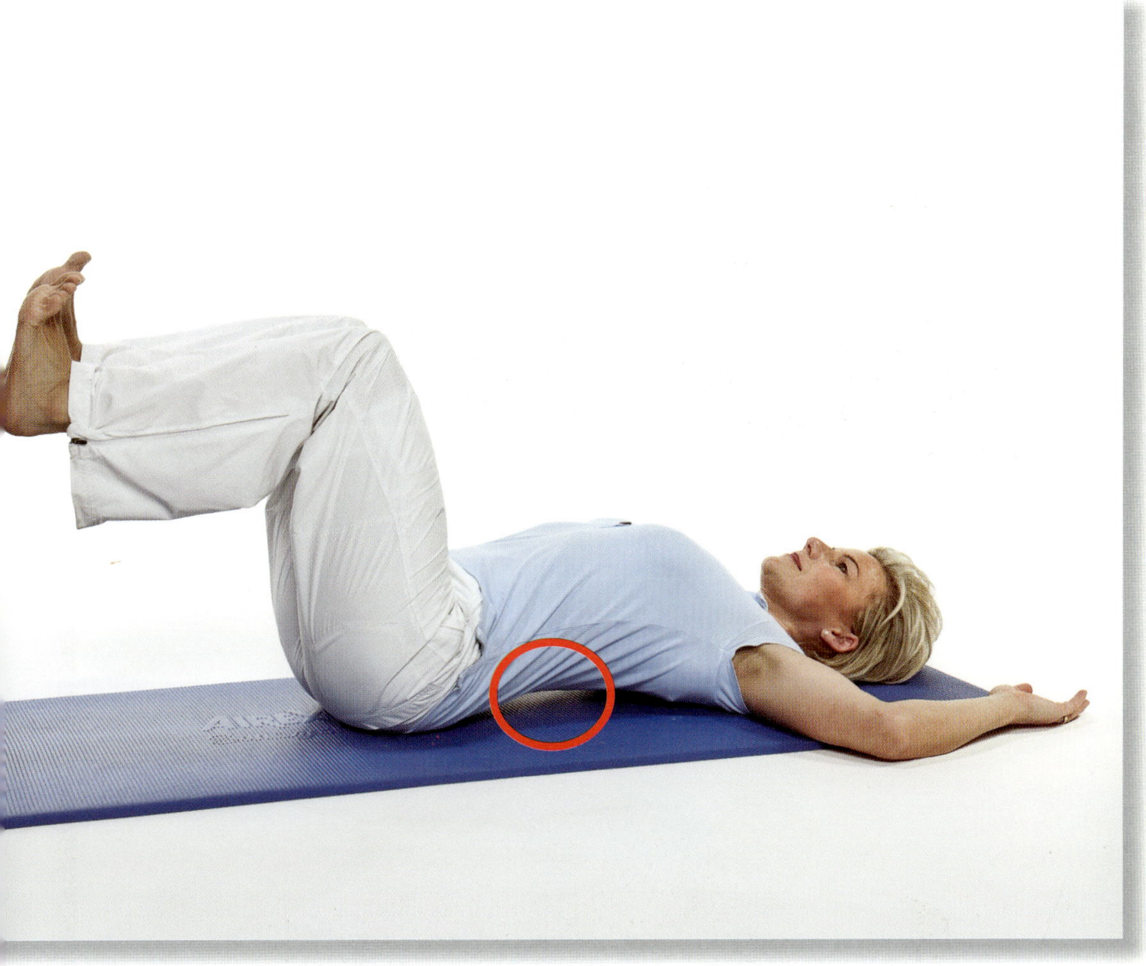

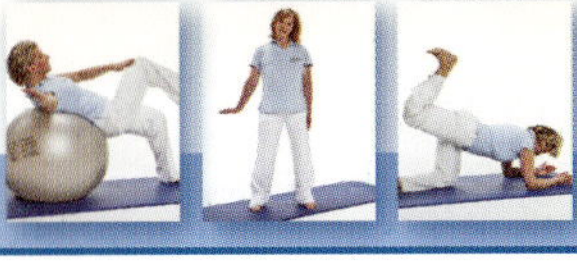

M. rectus abdominis (gerader Bauchmuskel)
Funktion: Beugung des Rumpfs nach vorne, Hebung des Beckens, Brustkorbsenkung, Bauchpresse.

Ausgangsposition:
Rückenlage, beide Beine aufstellen, beide Hände auf die Oberschenkel legen, Kopf anheben, sanfte Spannung im Bauch aufbauen.

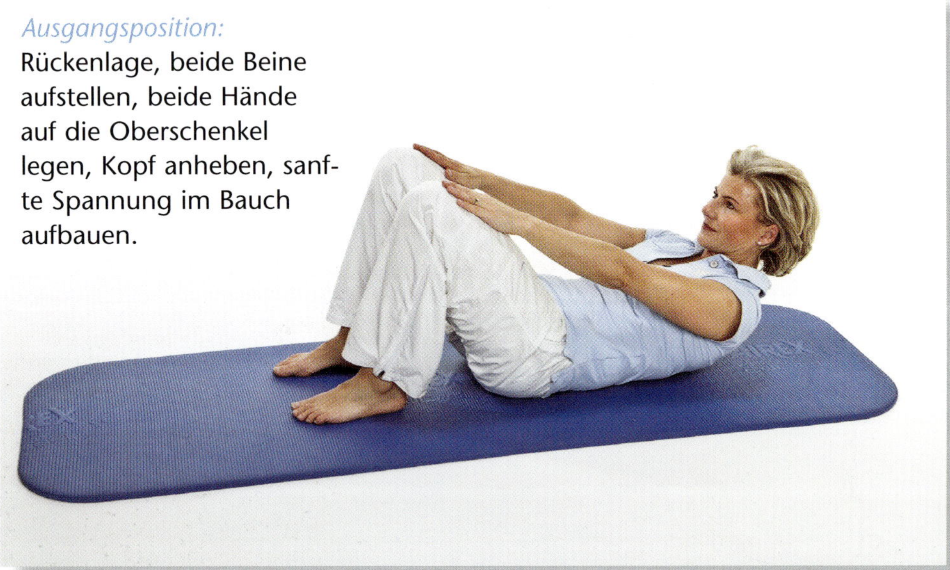

Ausführung 1:
Beide Hände werden zentimeterweise in Richtung Knie verschoben (eine kleine Bewegungsamplitude).

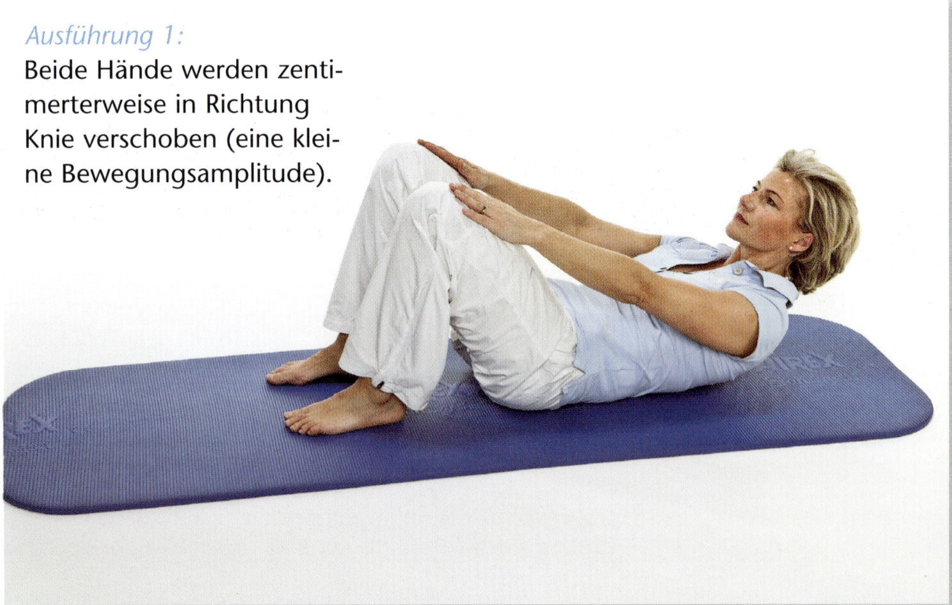

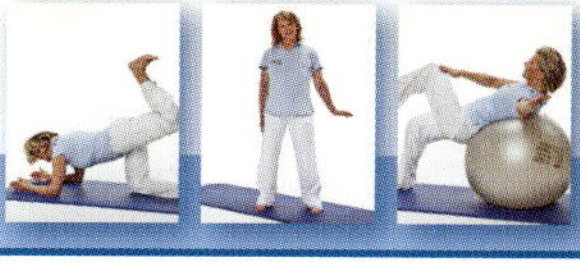

Ausführung 2:

Beide Hände entlasten den Nacken, Halswirbelsäule möglichst gerade halten, der Oberkörper wird zentimerterweise nach oben verlagert, hochkommend wird ausgeatmet.

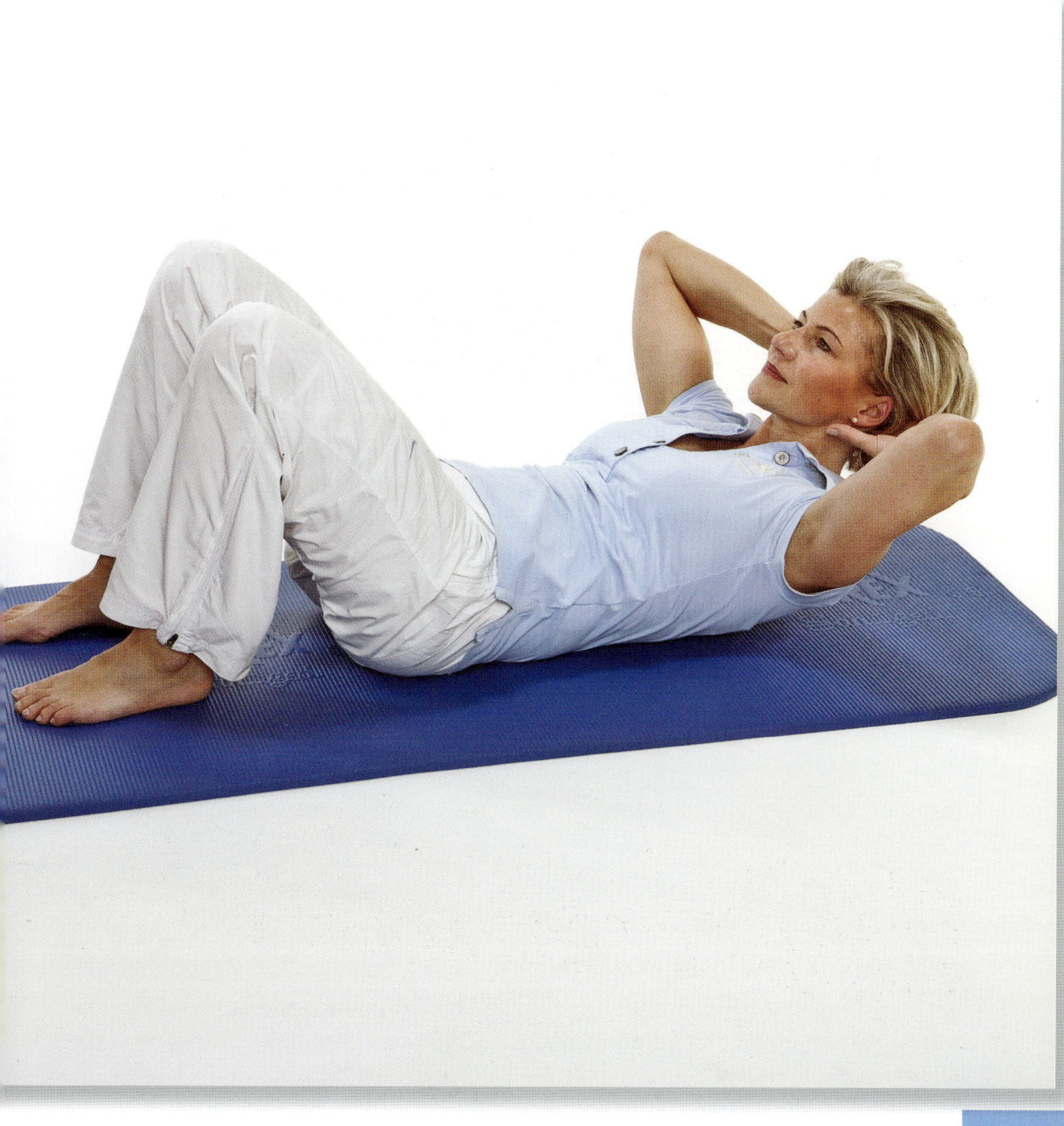

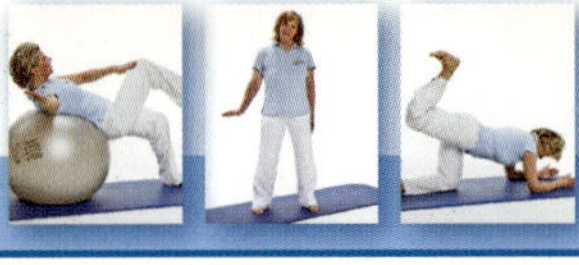

Mm. obliquus externus und internus abdominis (schräge äußere und innere Bauchmuskeln)
Funktion: Ventralflexion der Wirbelsäule, Seitwärtsneigung und Drehung des Rumpfs.

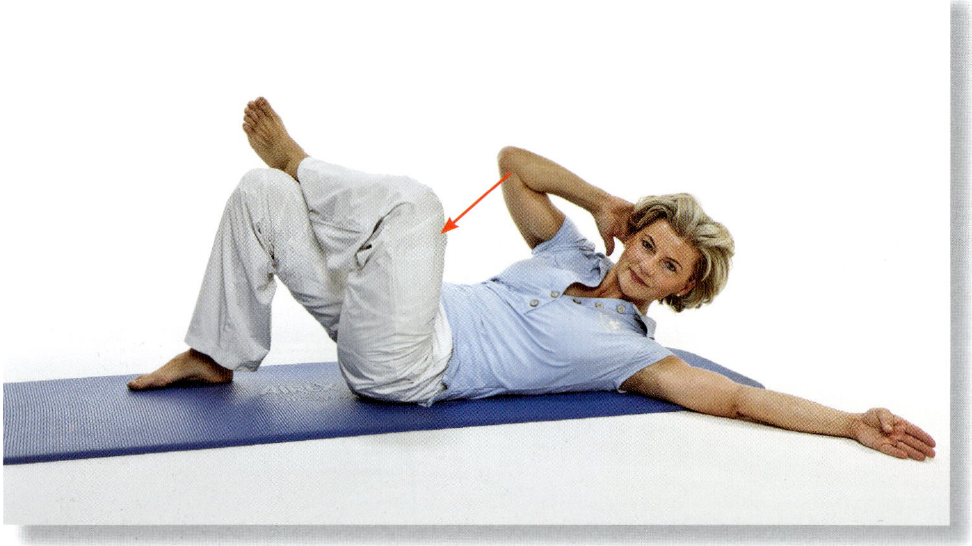

Ausgangaposition und Ausführung 1:

Linken Fuß auf den Oberschenkel legen, linkes Knie nach außen führen (Außenrotation im Hüftgelenk), linken Arm seitlich ausstrecken und am Boden positionieren. Rechter Ellbogen wird in Richtung linkes Knie ausatmend geführt.

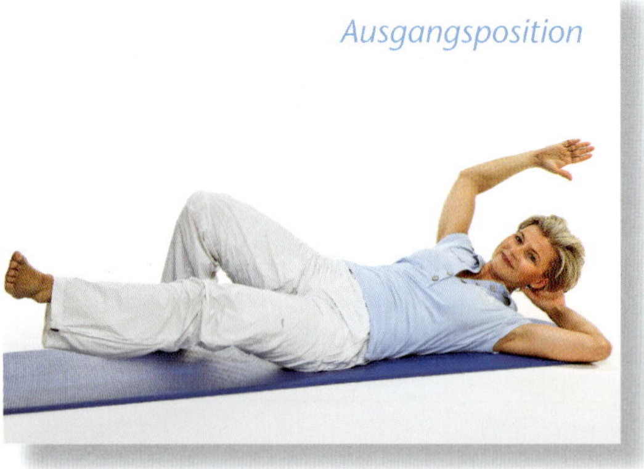

Ausgangsposition

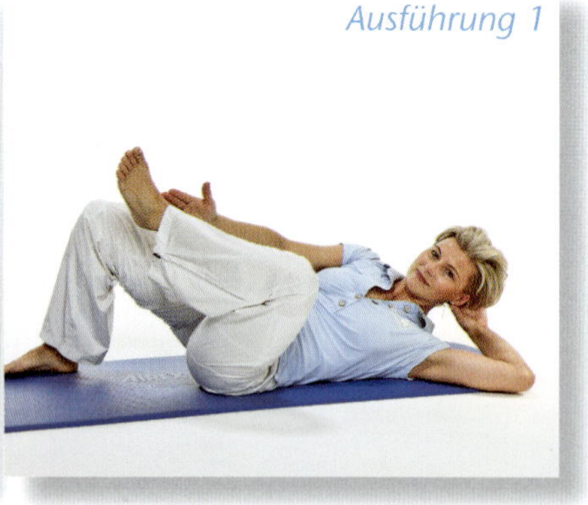

Ausführung 1

Rechten Arm nach hinten oben und das linke Bein nach vorne ausstrecken. Die rechte Hand berührt den herangezogenen Fuß, dabei wird das Hüftgelenk in die Außenrotation geführt.

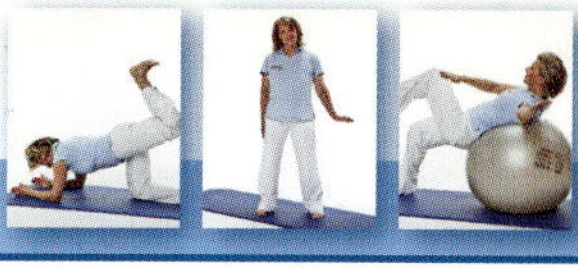

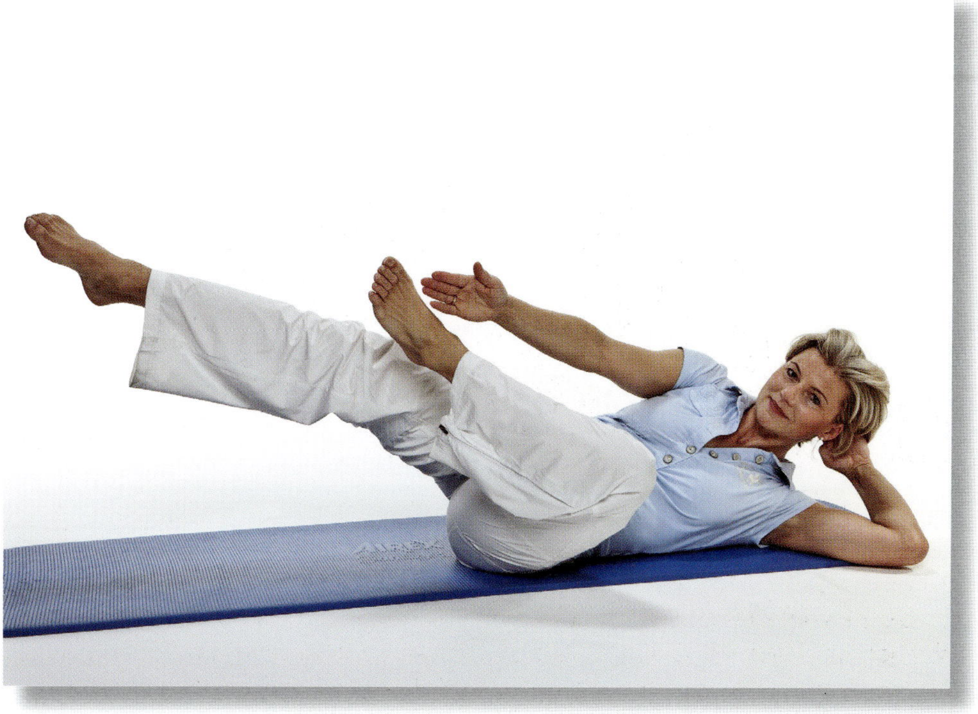

Ausführung 2:
Siehe Ausführung 1, beide Beine werden im Wechsel ausgestreckt. Die rechte Hand berührt den linken Fuß. Mehrere Wiederholugen auf der selben Seite.

Variante: Die Hände berühren im Wechsel überkreuzt die Füße. Eine Hand kann den Nacken entlasten oder nach hinten ausgestreckt werden (schwere Version).

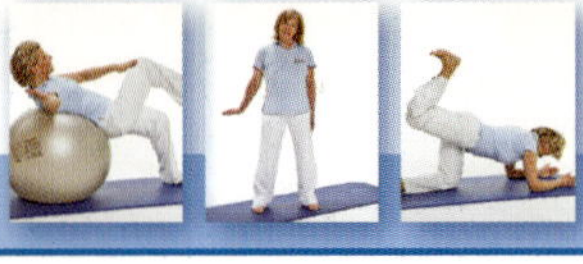

Übung mit dem Powerball

Ausgangsposition

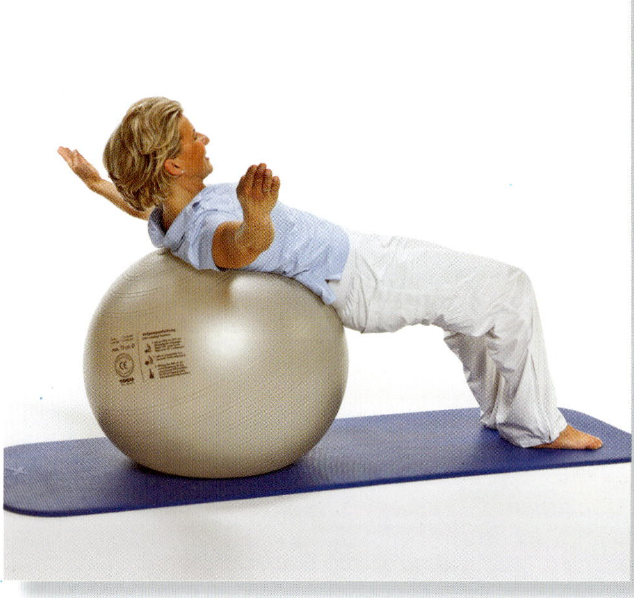

Rückenlage auf dem Powerball, Beine sind sicher aufgestellt, beide Arme eventuell seitlich auf Brusthöhe ausstrecken, wenn die Balance ausreichend vorhanden ist, den Kopf leicht anheben.

Ausführung

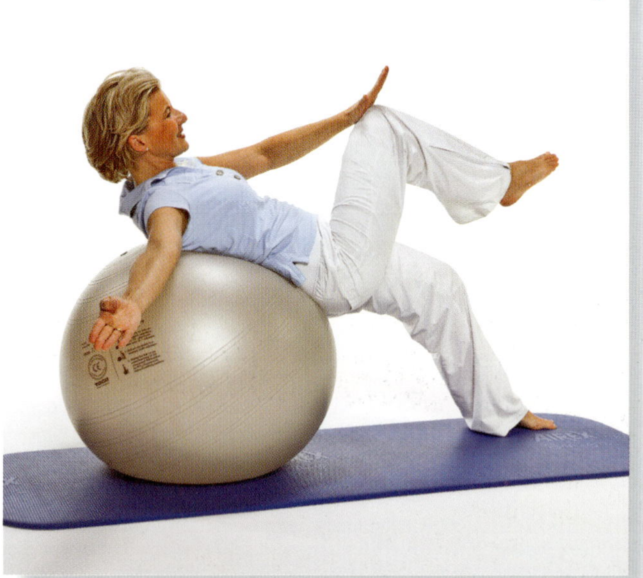

Rechtes Bein wird angehoben und mit der linken Hand Druck gegen die Knievorderseite ausgeübt. Bei dieser Variante wird neben der Bauchmuskulatur auch die Rücken- und Gesäßmuskulatur beansprucht.

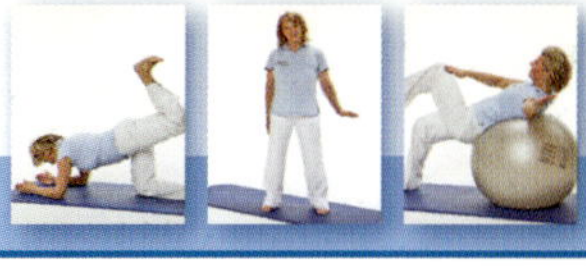

12.2.3 Rumpfrückseite

Der Rückenmuskulatur kommt im Hinblick auf die Stabilisation der Wirbelsäule im Alltag, beim Sport und beim Haltungsaufbau eine zentrale Bedeutung zu. Der Rückenstrecker *(M. erector spinae)* ist eine Ansammlung vieler kleiner Muskeln, die einzelne Wirbel miteinander halten, welche direkt an der Wirbelsäule liegen und deren gemeinsame Aufgabe die Extension (Aufrichtung) der Wirbelsäule ist. Die Aufrichtung der Brustwirbelsäule spielt eine bedeutende Rolle in der Osteoporosevorbeugung sowie -behandlung.

Der breite Rückenmuskel *(M. latissimus dorsi)*, der Kapuzenmuskel *(M. trapezius)* und die Rautenmuskeln *(Mm. rhomboidei)* bewegen hauptsächlich den Schultergürtel und die Arme. Die Rautenmuskeln sowie der Kapuzenmuskel haben u. a. die Funktion, die Schulterblätter nach hinten zusammenzuziehen. Sie verhelfen ebenfalls zur aufrechten Haltung.

M. erector spinae (Rückenstrecker)
Funktion: Extension der WS, Stabilisierung des Achsenskeletts.

Ausgangsposition:
Bauchlage, beide Beine strecken, beide Arme in U-Form positionieren, Kopf in Verlängerung des Rumpfs halten.

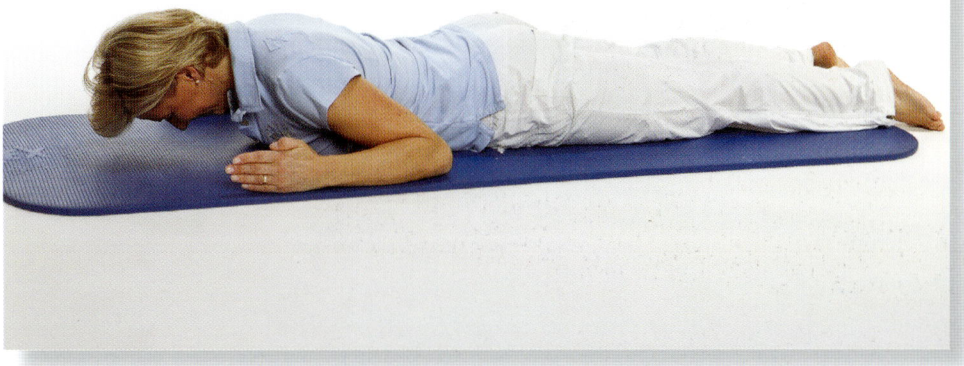

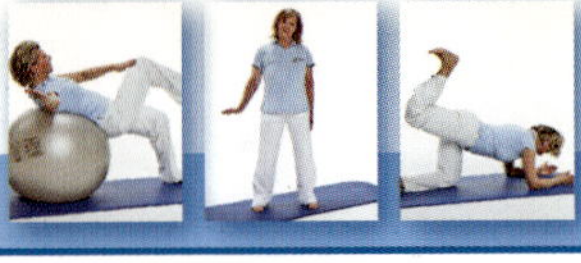

Ausführung 1:
Bauch und Gesäß anspannen, der Oberkörper wird sanft über den Unterarmstütz von der Unterlage abgehoben und wieder gesenkt.

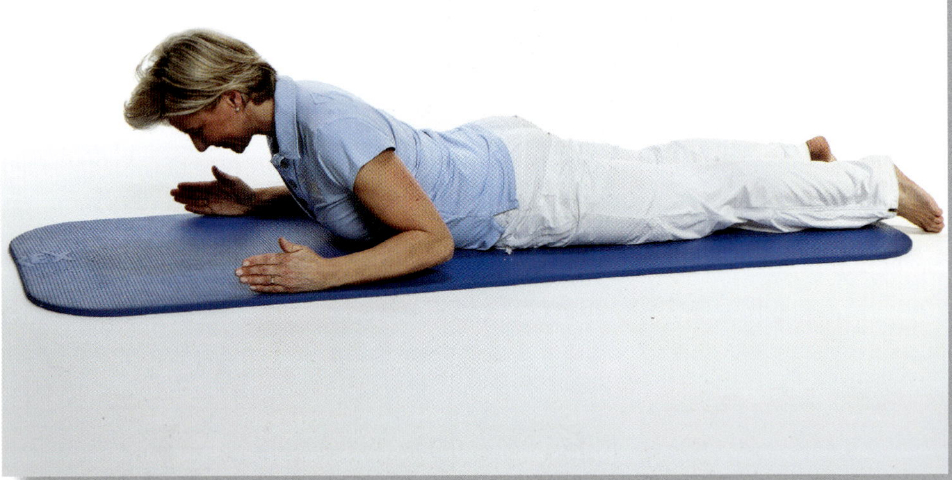

Ausführung 2:
Beide Beine über Anspannung der Gesäßmuskulatur gestreckt anheben, beide Arme gebeugt anheben und Schulterblätter zusammenführen.

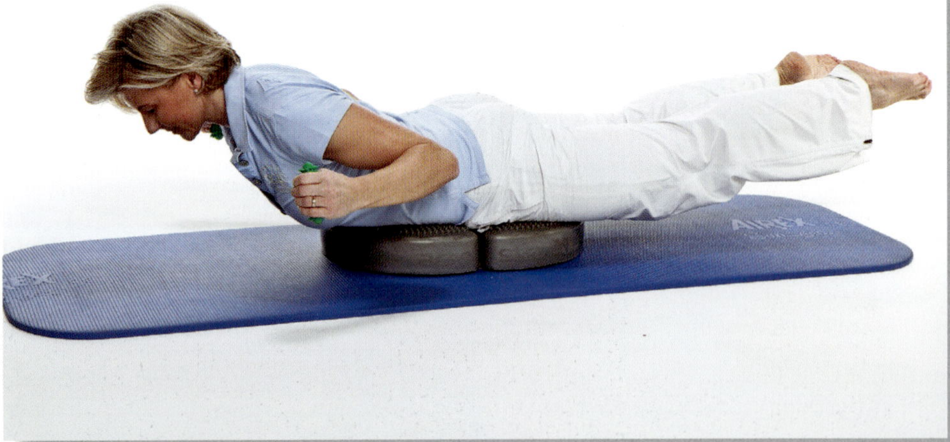

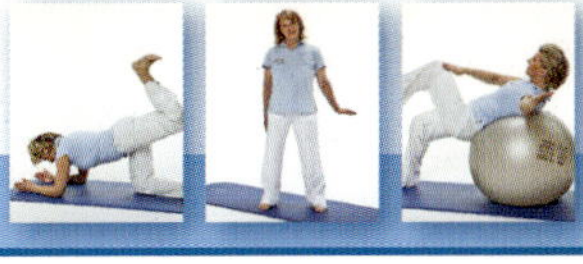

Ausführung 3:
Auch im Stand mit vorgebeugtem Rumpf möglich.

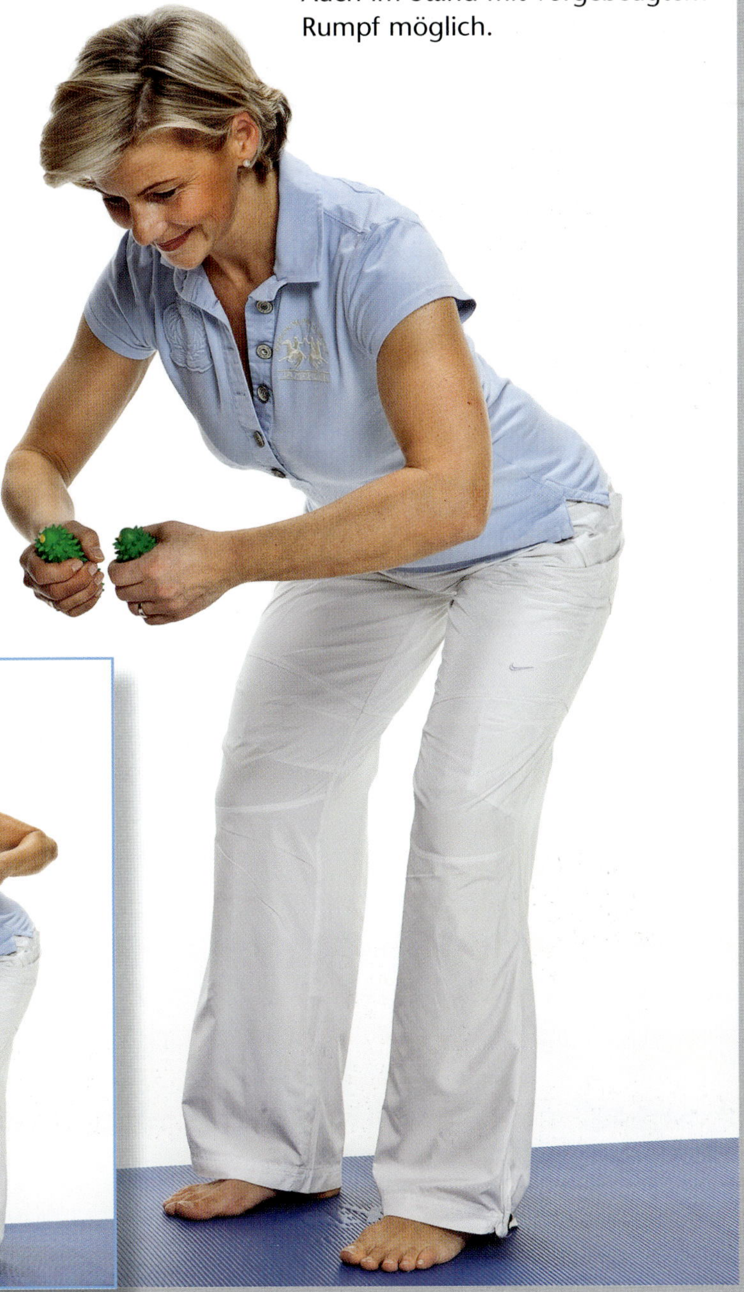

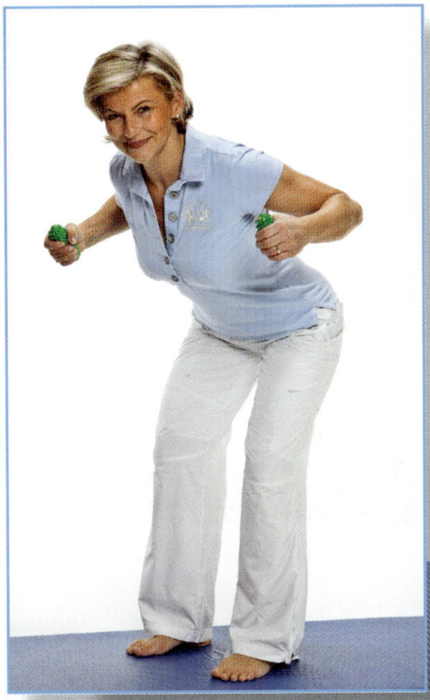

Ausführung 4:
Arme in U-Halte, im Wechsel einen Arm nach vorne strecken, die freie Hand auf den Rücken legen.

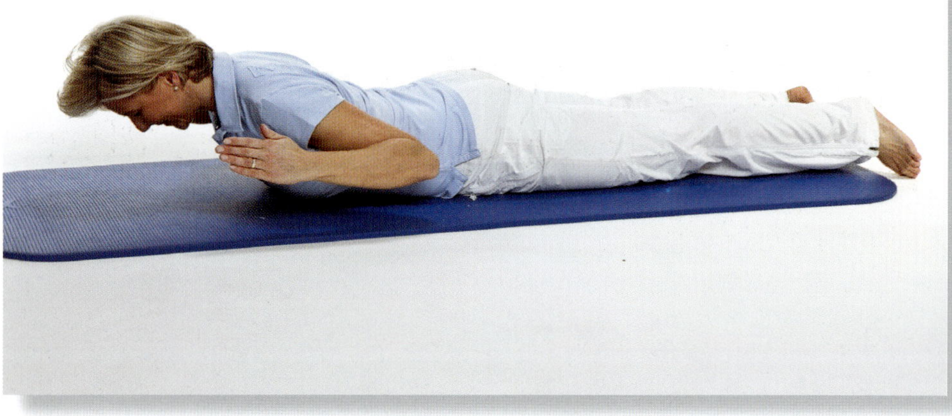

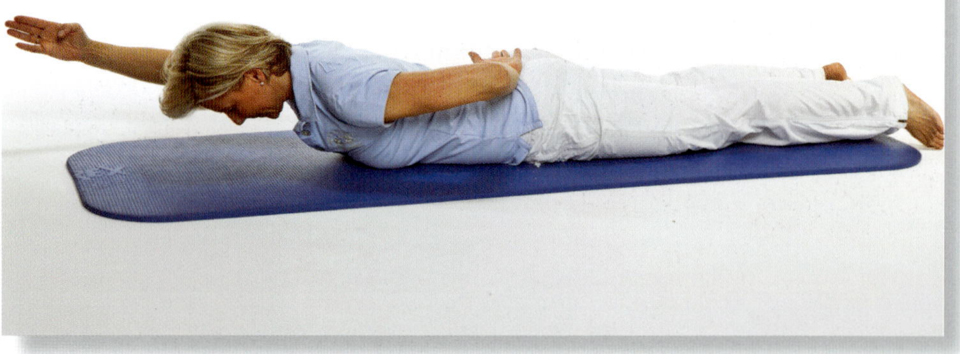

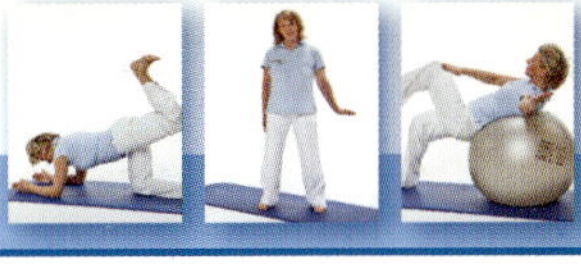

*Ausführung 5: Auf einer erhöhten Unterlage, wie z. B. Aero-Step XL®
und mit kleinen Handgewichten*

Beide Arme gebeugt vor dem Kopf positionieren, beide Arme in kleiner Bewegungsamplitude bewegen.

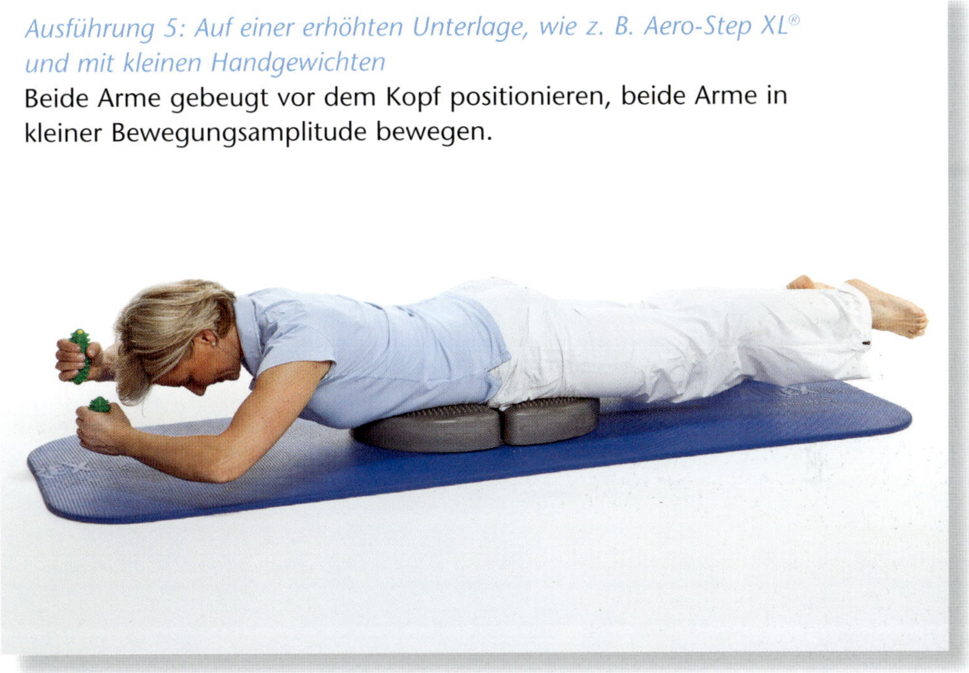

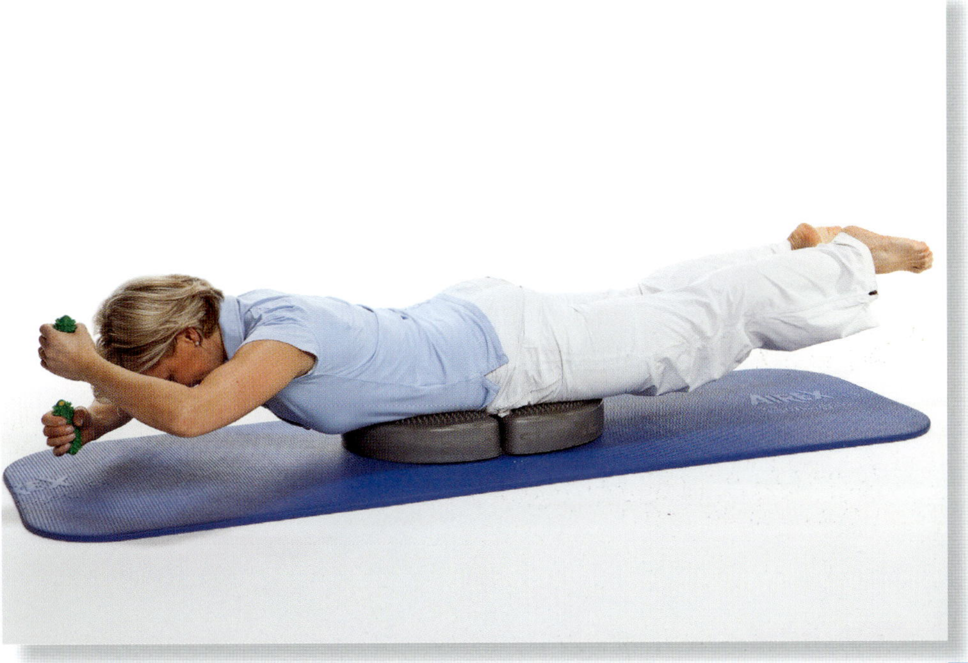

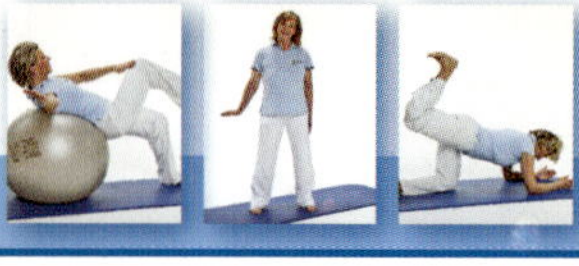

Ausführung 6:
Im Wechsel rechten Arm und linkes Bein heben.

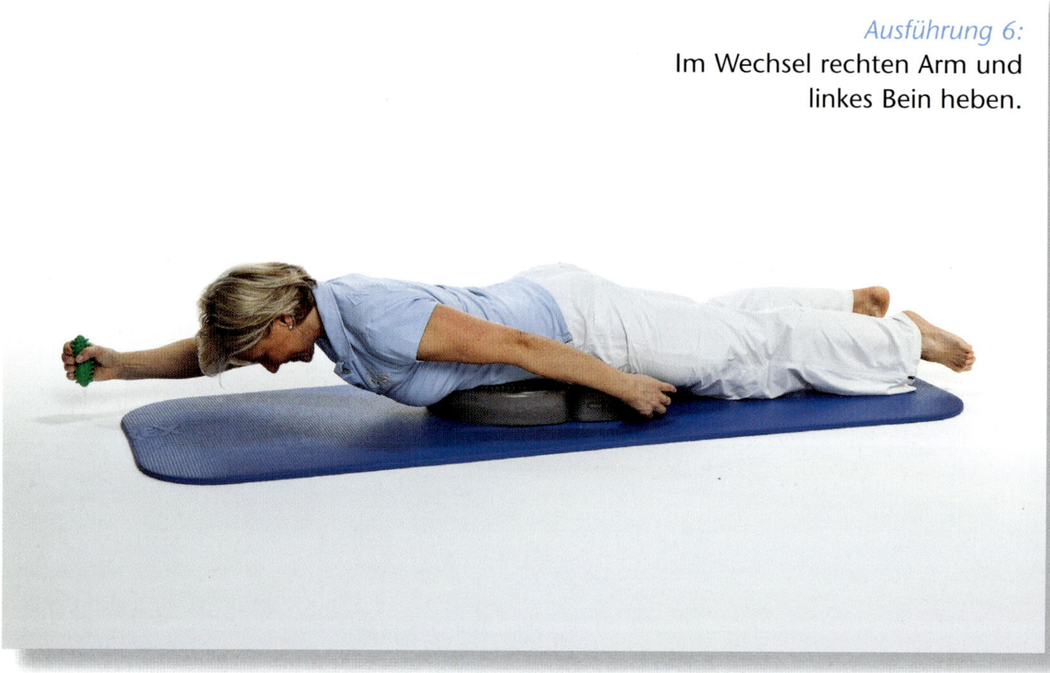

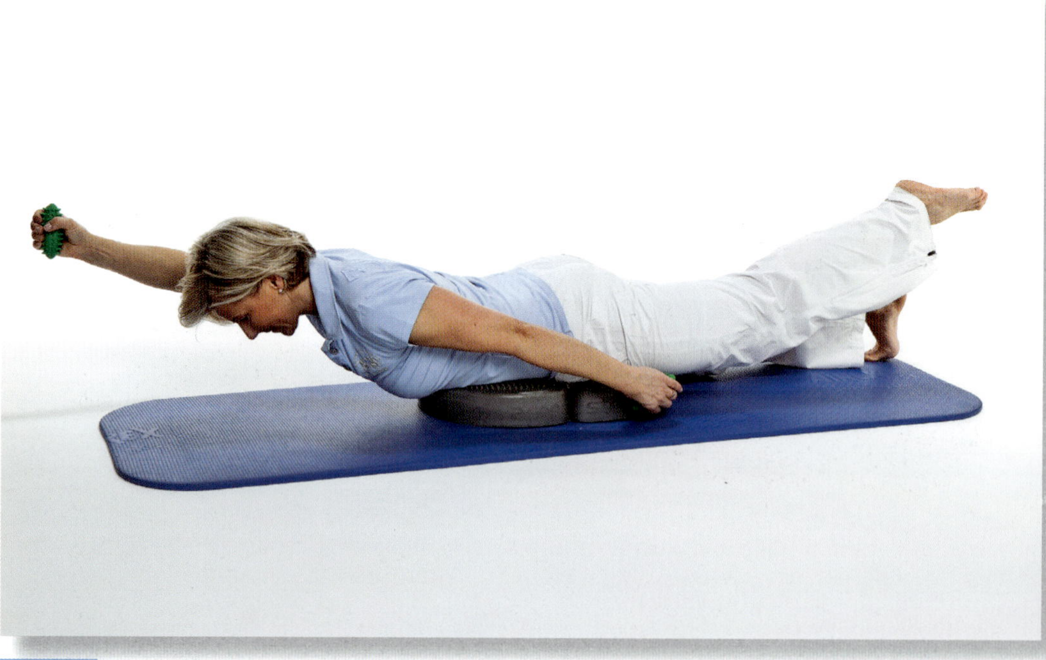

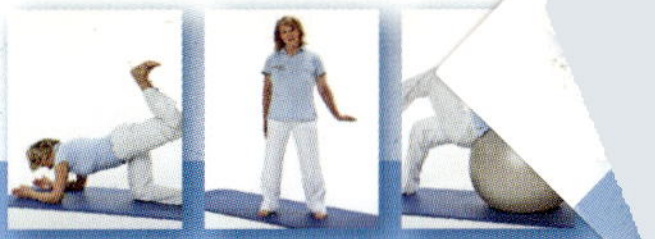

Ausführung 7:

Beide Arme leicht gebeugt nach vorne strecken und die Ellbogen an die Taille heranziehen, dabei gestreckte Beine anheben. Auf Spannung der Bauchmuskeln achten.

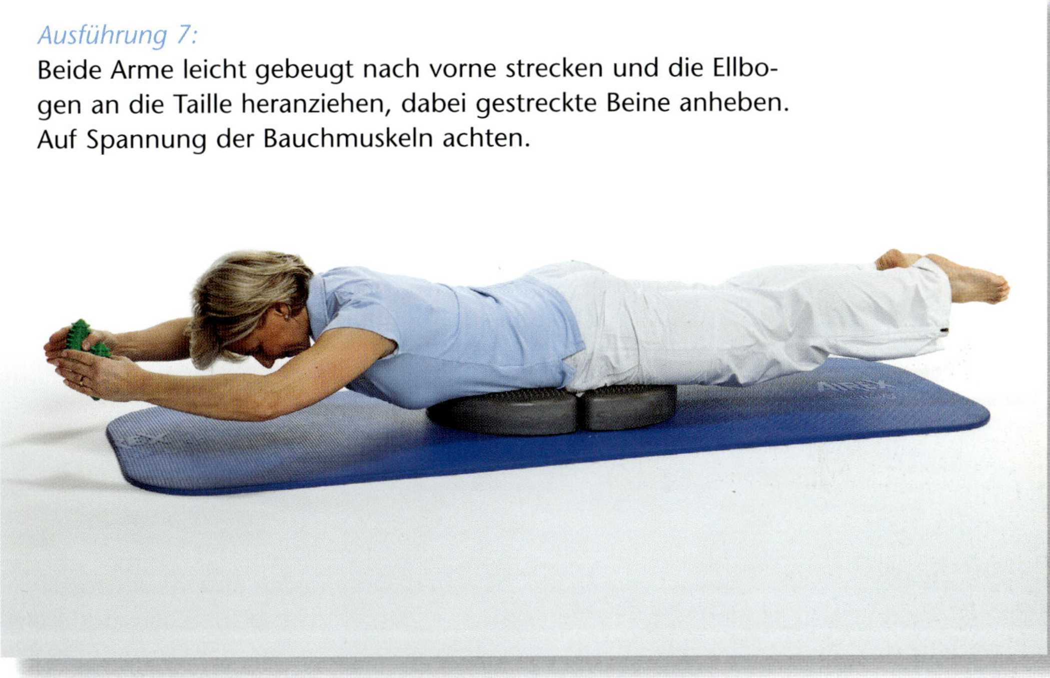

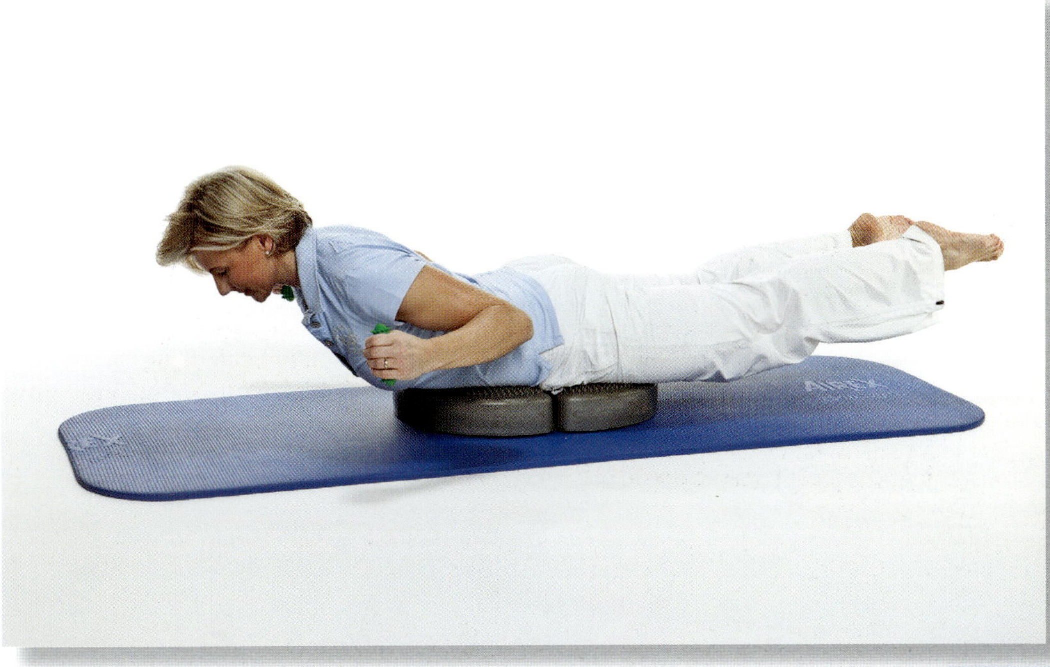

Übungen mit dem Powerball

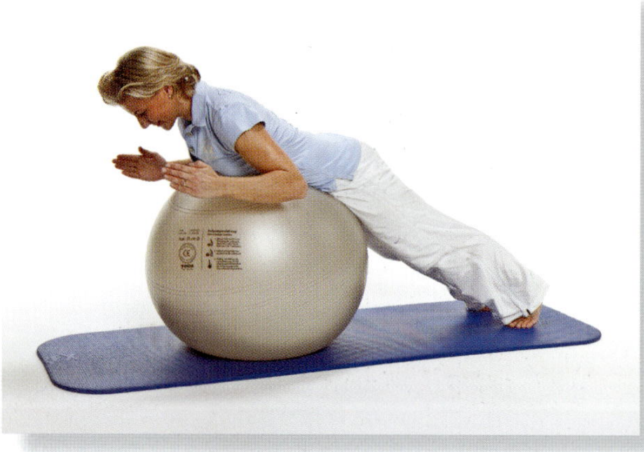

Ausgangsposition:
Bauchlage auf dem Powerball, beide Beine gestreckt halten, beide Arme in U-Halte positionieren, Kopf in Verlängerung des Rumpfes bringen.

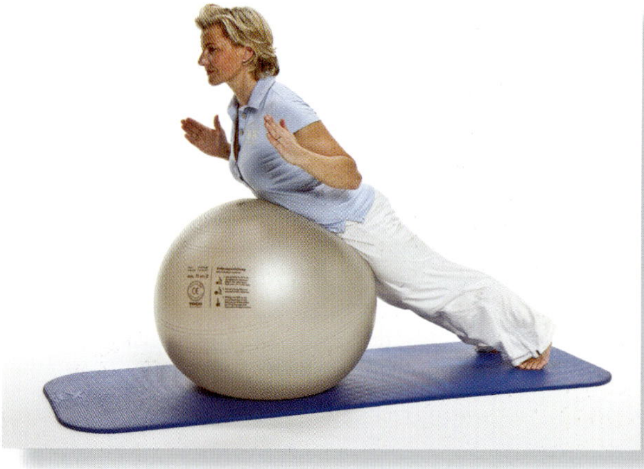

Ausführung 1:
Bauch und Gesäß anspannen, beide Beine gestreckt halten, der Oberkörper wird sanft abgehoben und wieder gesenkt, dabei beide Schulterblätter zueinander führen.

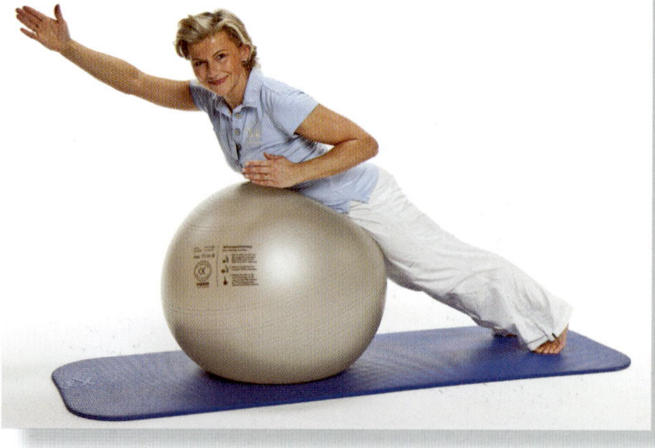

Ausführung 2:
Bauch und Gesäß anspannen, beide Beine gestreckt halten, der Oberkörper wird sanft abgehoben und wieder gesenkt. Im Wechsel einen Arm nach vorne oben strecken, dabei den Rumpf sanft zur Seite drehen.

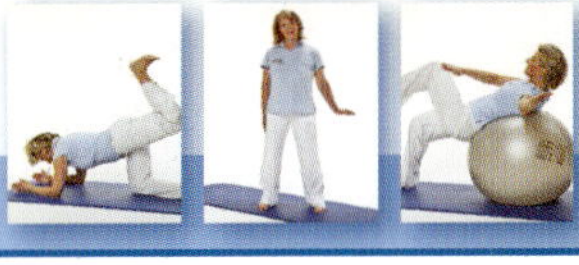

Ausgangsposition:
Kniend, Bauchlage mit Unterarmstütz auf dem Powerball, Kopf in Verlängerung des Rumpfs halten.

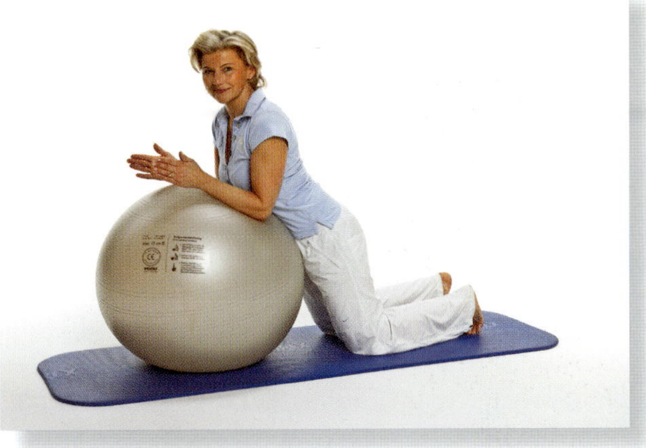

Ausführung 1:
Beide Beine strecken und wieder sanft beugen, entweder mit oder ohne Absetzen der Knie auf der Unterlage.

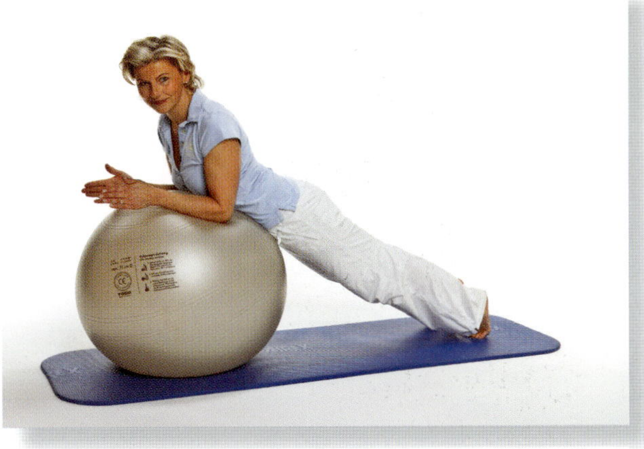

Ausführung 2:
Beide Beine bleiben in der Streckung, ein Bein wird im Wechsel angehoben und einige Sekunden gehalten.

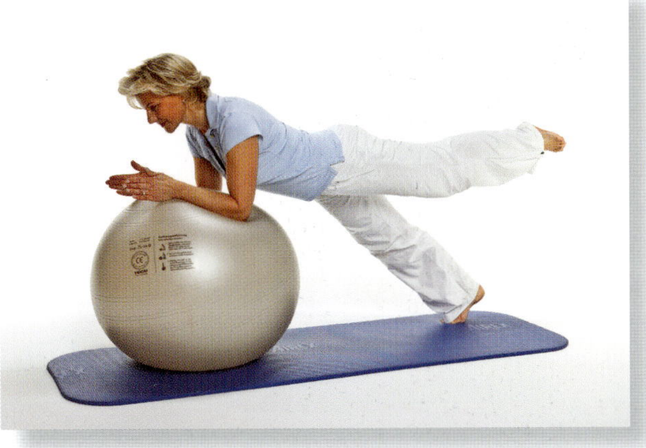

M. trapezius (Kapuzenmuskel)
Funktion: Verschiedene Bewegungen des Schulterblatts, z. B. seitliches Heben des Arms über die Horizontale, Rotation des Arms, Zusammenziehen der Schulterblätter zur Mitte der WS, Absenkung des Schulterblatts, Drehung der Halswirbelsäule (HWS) zur Seite, Streckung der HWS.

und

M. rhomboideus (Rautenmuskel)
Funktion: Zieht das Schulterblatt in Richtung Wirbelsäule, mit der Tendenz zur Mitte und nach oben. Er fixiert das Schulterblatt am Rumpf.

Ausgangsposition:
Bauchlage, eventuell auf einer erhöhten Unterlage, wie z. B. Aero Step XL®, beide Arme in U-Halte seitlich anheben und leicht vom Boden abgehoben halten, beide Beine über Anspannung der Gesäßmuskulatur anheben.

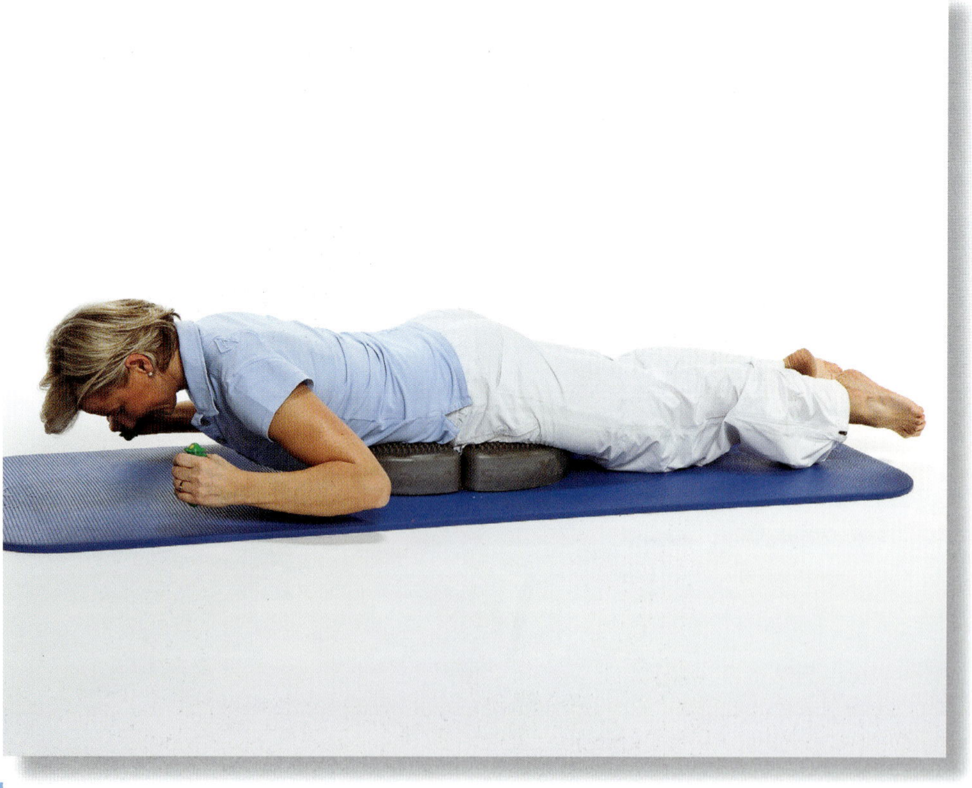

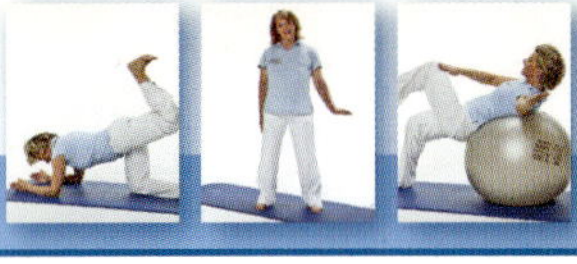

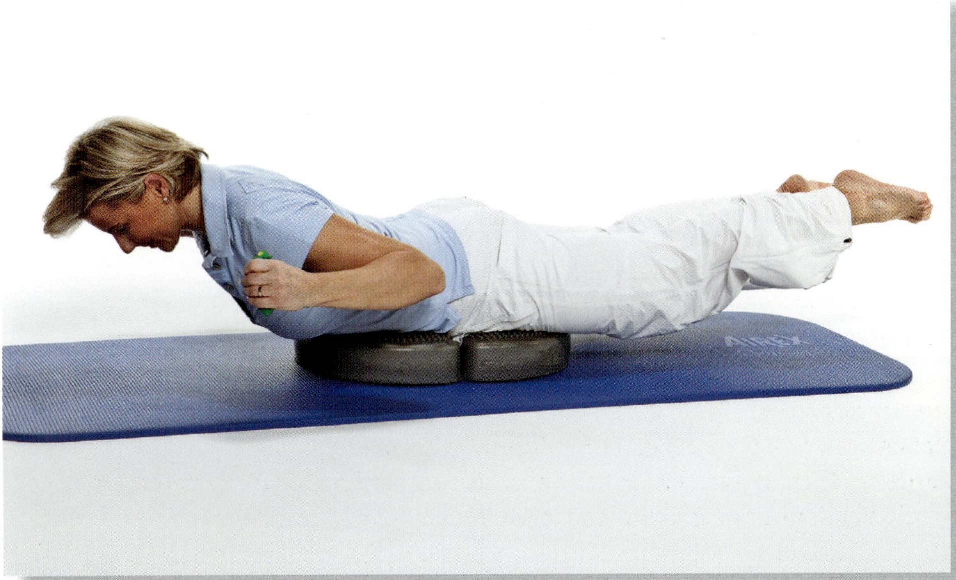

Ausführung 1:

Beide Arme werden in U-Halte angehoben und sanft gesenkt, dabei beide Schulterblattinnenränder zusammenführen (imaginäre Zitrone auspressen).

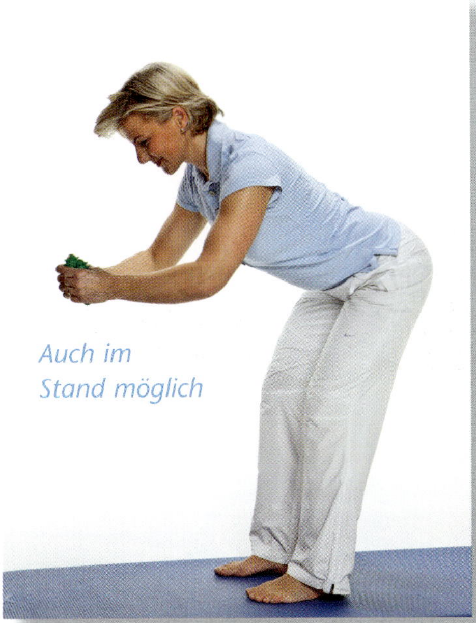

Auch im Stand möglich

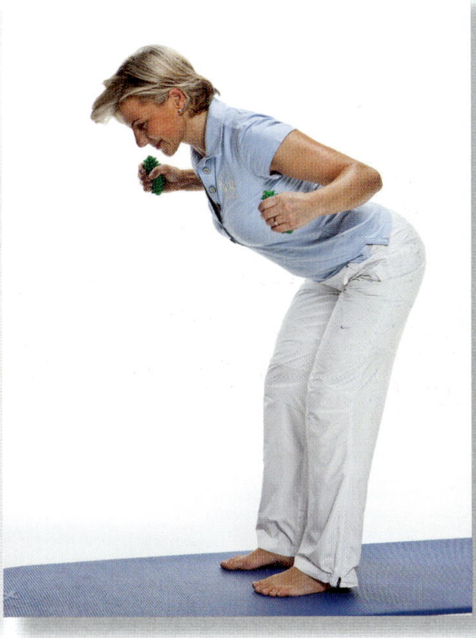

Ausführung 2:
Arme auf Brusthöhe seitlich gestreckt einige Zentimeter heben und senken.

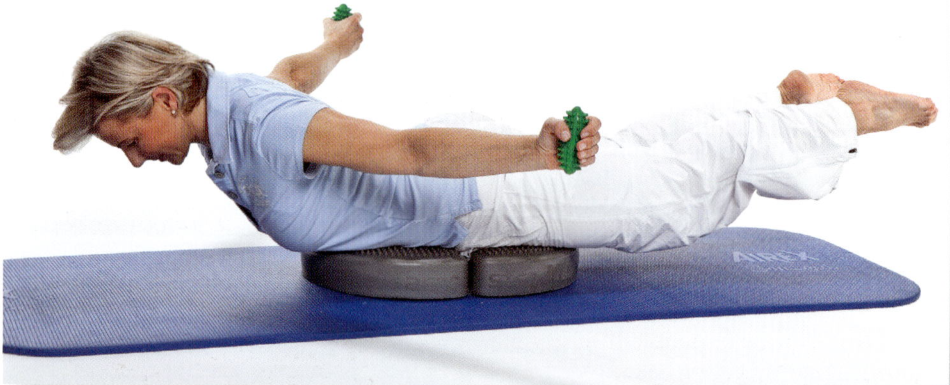

M. latissimus dorsi (breiter Rückenmuskel)
Funktion: Adduktion und Innenrotation im Schultergelenk.

Ausgangsposition:
Seitenlage, Stütz auf dem Unterarm, beide Beine anwinkeln, den oberen Arm am Becken abstützen, den Schultergürtel absenken.

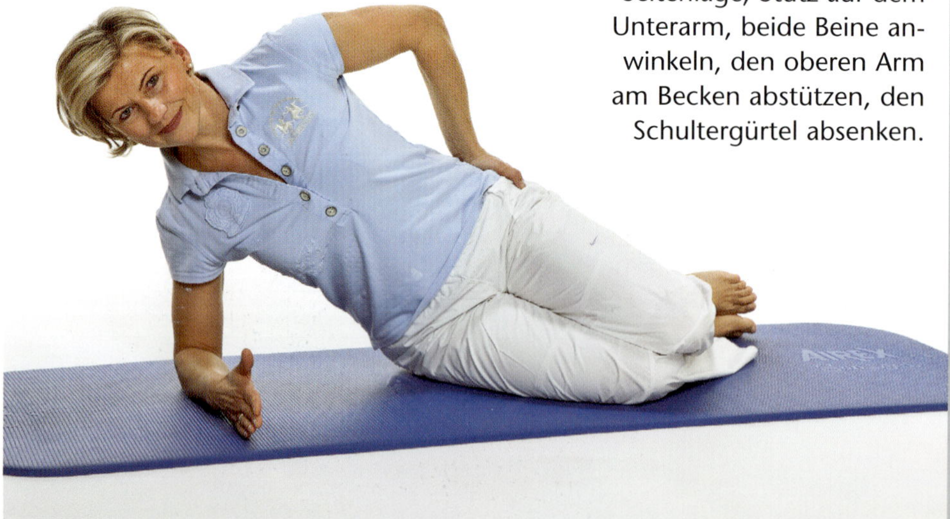

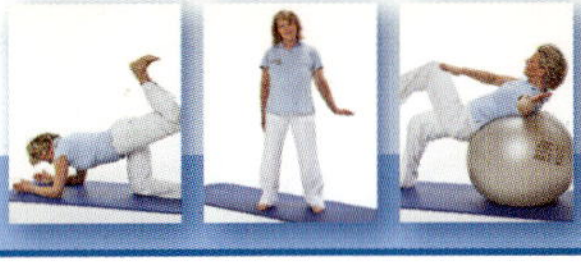

Ausführung:
Das Becken wird angehoben und entweder komplett abgelegt oder einige Zentimeter abgesenkt, ohne die Unterlage zu berühren.

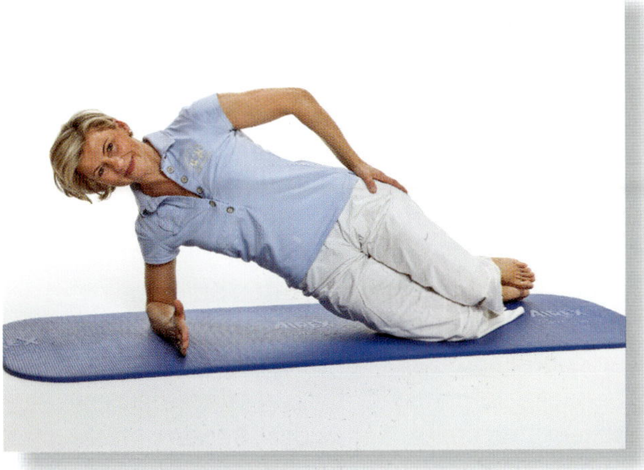

Ausgangsposition mit Physiotube®:
Sitzend, den Rumpf gerade halten, das Brustbein vorschieben, Schultergürtel absenken (auch stehend möglich), das Tube vor dem Kopf oben mit der rechten Hand fixieren.

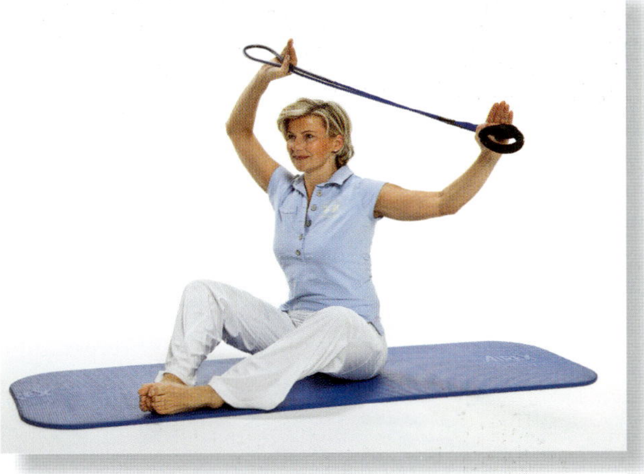

Ausführung:
Der linke Arm zieht das Tube nach unten hinten, sodass die Rückenmuskulatur unter Spannung gebracht wird und die Handinnenfläche nach hinten zeigt.

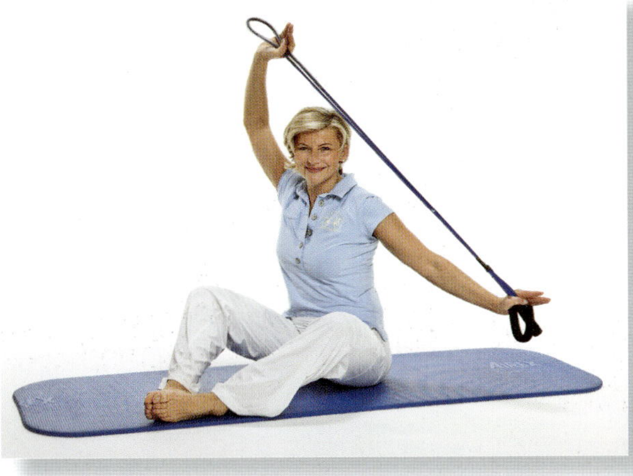

12.2.4 Rund um das Hüftgelenk

Eine gut gekräftigte sowie gut gedehnte Bein- und Gesäßmuskulatur besitzt sowohl unter gesundheitlichen als auch sportlichen Aspekten große Bedeutung. Diese muskulären Bereiche sorgen für die Stabilisierung des Hüft- und Kniegelenks, für die Entlastung des Hüftgelenks und der Kniescheibe sowie für eine physiologische Beckenstellung und somit für die physiologische Wirbelsäulenaufrichtung. Eine verkürzte Oberschenkelrückseite kann das Becken nach hinten verlagern und somit Rückenschmerzen z. B. im LWS-Bereich hervorrufen.

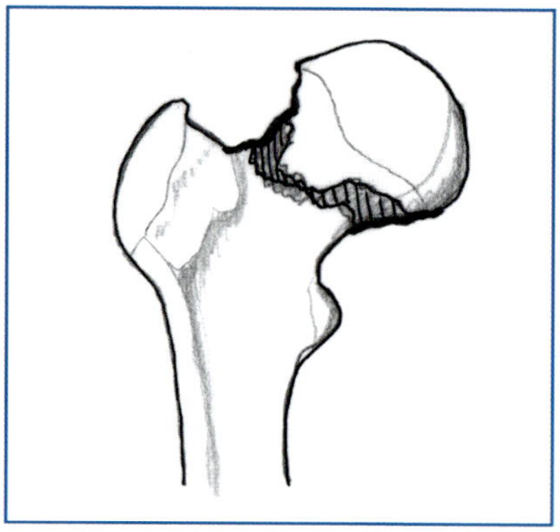

Abb. 18: Hüftgelenk

Der große Gesäßmuskel *(M. glutaeus maximus)* ist hauptsächlich für die Beckenaufrichtung und die Rückführung des Beins verantwortlich. Die Muskulatur der Oberschenkelvorderseite *(M. quadriceps femoris)* hat die Hauptaufgabe, das Kniegelenk zu strecken und das Hüftgelenk zu beugen. Bei der ischiocruralen Muskelgruppe, die auf der Rückseite des Oberschenkels liegt, zu der *Mm. ischiocrurales = M. semitendinosus, M. semimembranosus, M. biceps femoris* gehören, liegt die Hauptaufgabe in der Kniebeugung und Hüftstreckung. Die Oberschenkelinnenseite, die Adduktoren, ziehen das Bein wieder an den Körper heran und die Oberschenkelaußenseite, die Abduktoren, heben das Bein zur Seite. Mithilfe der Wadenmuskulatur *(M. triceps surae = M. gastrocnemius, M. soleus)* ist es möglich, in den Ballenstand zu gehen.

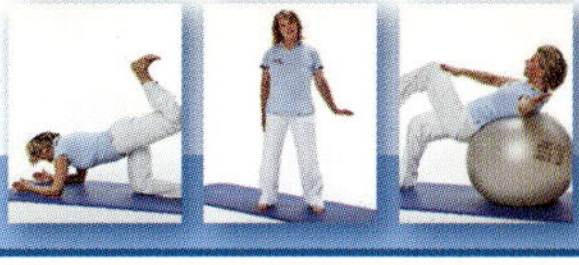

M. glutaeus maximus (großer Gesäßmuskel)
Funktion: Vorwiegend Streckfunktion im Hüftgelenk, Aufrichten des Körpers z. B. aus der Hocke, Stabilisierung des Hüftgelenks, Außenrotation und Abduktion im Hüftgelenk.

Ausgangsposition:
Rückenlage, Gesäß leicht von der Unterlage anheben, Arme liegen in einer entspannten Position.

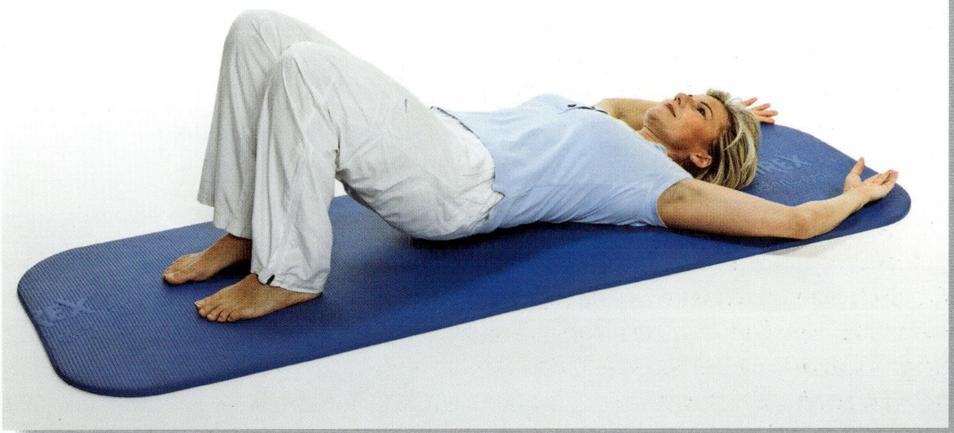

Ausführung:
Gesäß- und Bauchmuskulatur anspannen und das Becken bis zur maximalen Hüftstreckung anheben und wieder senken, ohne die Unterlage zu berühren.

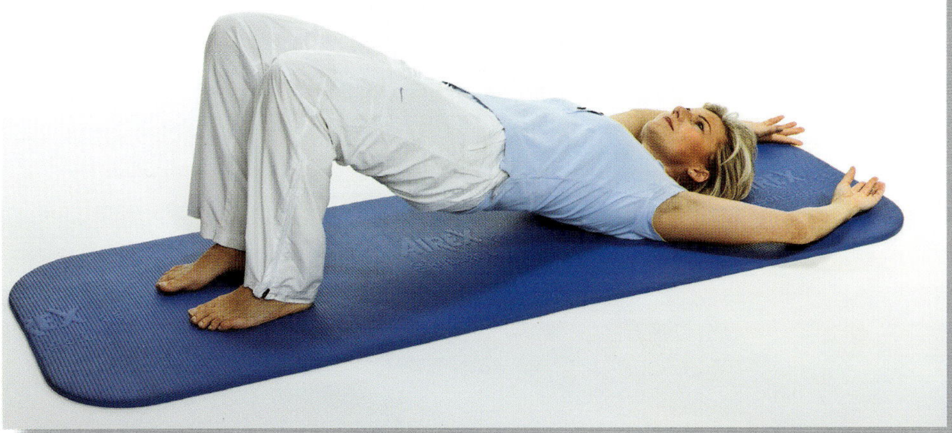

Ausgangsposition:
Modifizierter Vierfüßlerstand auf beiden Unterarmen, beide Ellbogen befinden sich unterhalb der Schultern, beide Knie unterhalb des Hüftgelenks, linkes Bein nach hinten gebeugt anheben. Eventuell einen weichen Ball oder kleine Gewichte in der Kniekehle fixieren.

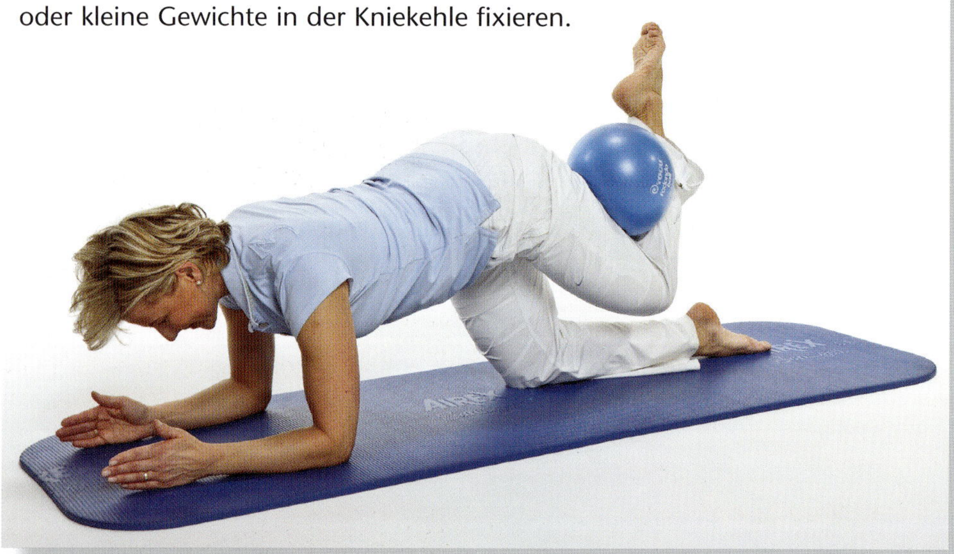

Ausführung:
Das gebeugte Bein wird bis zur Waagerechten gehoben und wieder bis kurz vor dem Boden gesenkt. Bitte auf Bauchspannung (imaginärer Gürtel) achten, um die Wirbelsäule stabil halten zu können.

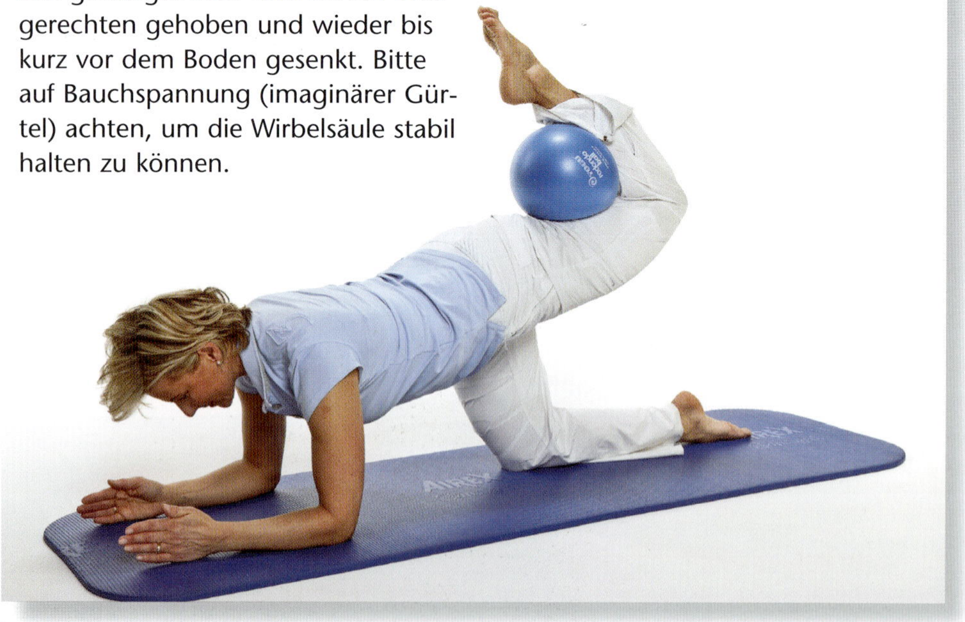

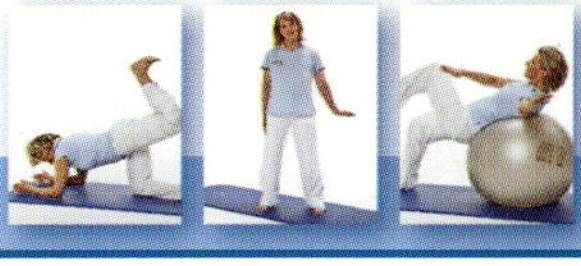

Übungen mit dem Powerball

Ausgangsposition:
Rückenlage auf dem Powerball, beide Beine sind sicher aufgestellt, Spannung im Gesäß aufbauen, mit beiden Händen die Leisten bewusst wahrnehmen.

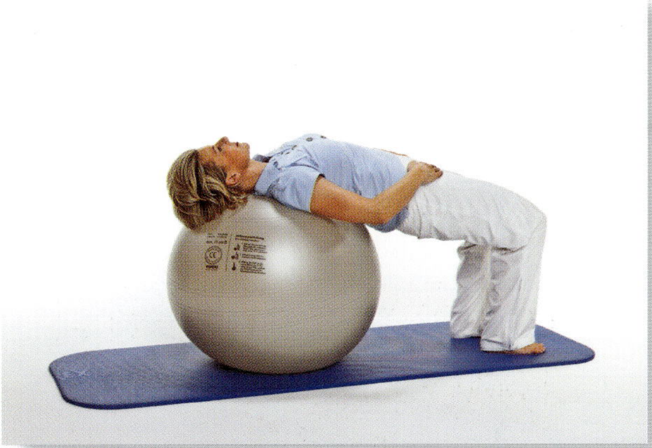

Ausführung 1:
Das Becken mit Anspannung der Gesäßmuskulatur einige Zentimeter heben und senken, alternativ bei guter Balance können beide Arme seitlich geöffnet werden.

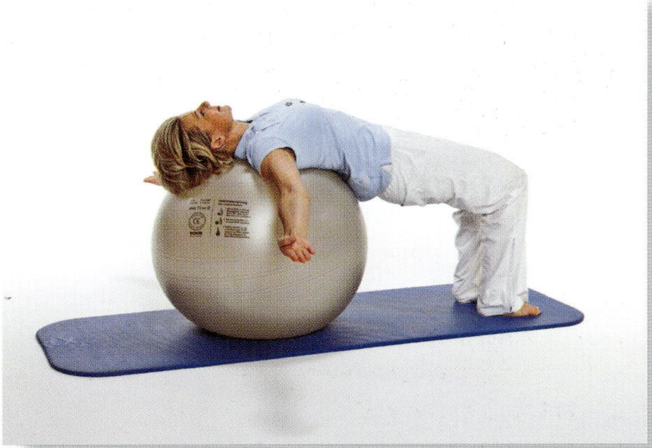

Ausführung 2:
Ein Bein/Knie wird im Wechsel von der Unterlage abgehoben, über die Höhe entscheiden Sie persönlich, wichtig ist Ihre Sicherheit.

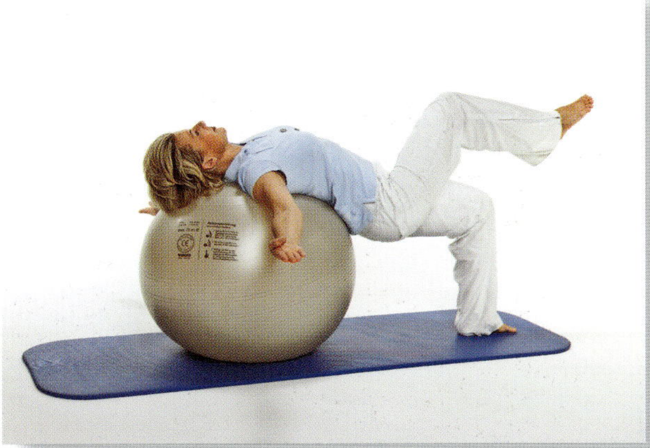

M. iliopsoas (Hüftbeuger)
M. semimembranosus, M. semitendinosus, M. biceps femoris
Funktion: Er ist der stärkste Beuger im Hüftgelenk, zusätzlich ist er an der Aufrichtung des Rumpfs aus der Rückenlage und an der Außenrotation des Oberschenkels beteiligt.

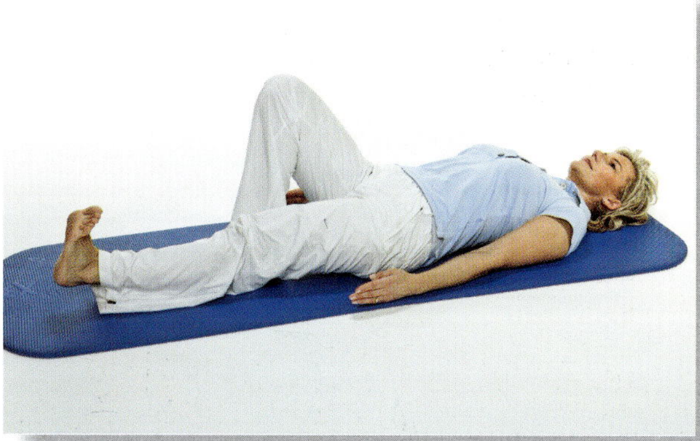

Ausgangsposition:
Rückenlage, ein Bein aufstellen, das andere Bein ausstrecken, dabei die Fußspitze heranziehen, beide Arme liegen am Körper entlang.

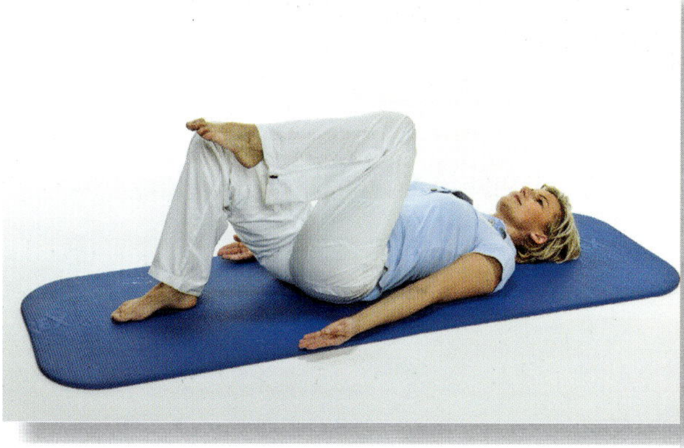

Ausführung 1:
Das gestreckte Bein wird herangezogen, im Hüftgelenk aktiv gebeugt.

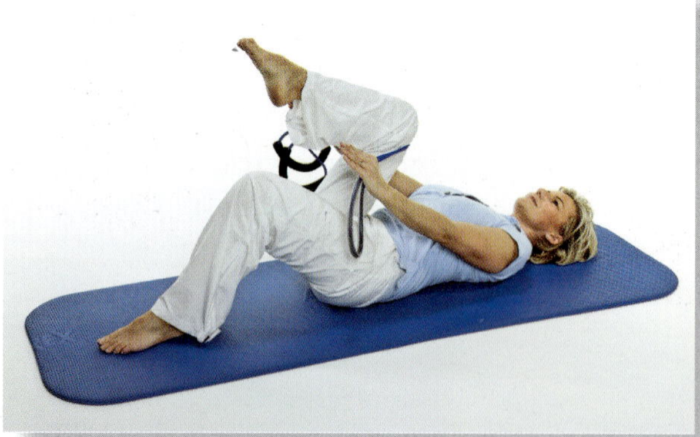

Ausführung 2:
Das Hüftgelenk wird mithilfe eines Physiotubes® gegen den Widerstand gebeugt.

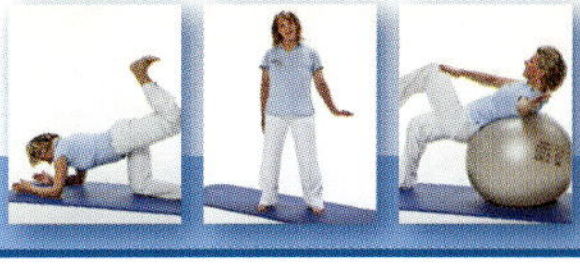

M. quadriceps femoris (Beinstrecker)
Funktion: Streckung des Kniegelenks und Beugung des Hüftgelenks.

Ausgangsposition:
Rückenlage, ein Bein aufstellen, das andere Bein beugen und heranziehen, beide Arme liegen am Körper entlang.

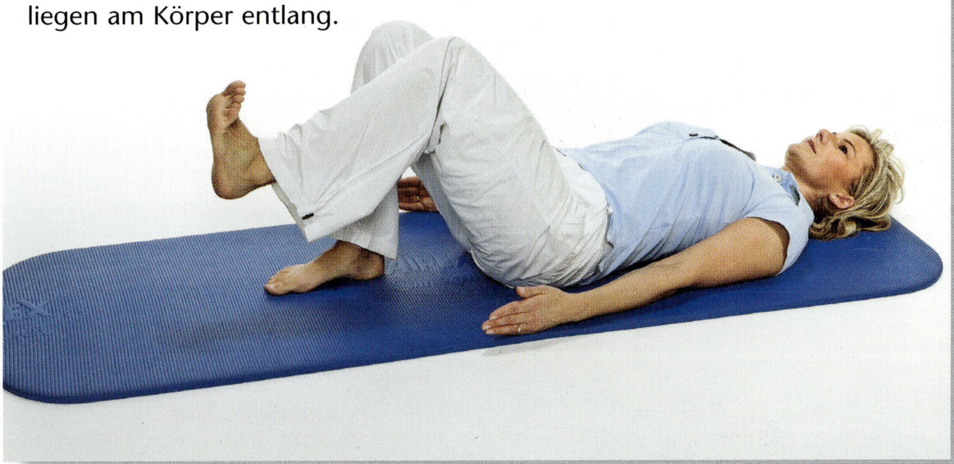

Ausführung:
Das herangezogene Bein wird ausgestreckt, dabei die Fußspitze heranziehen, beide Arme liegen am Körper entlang.

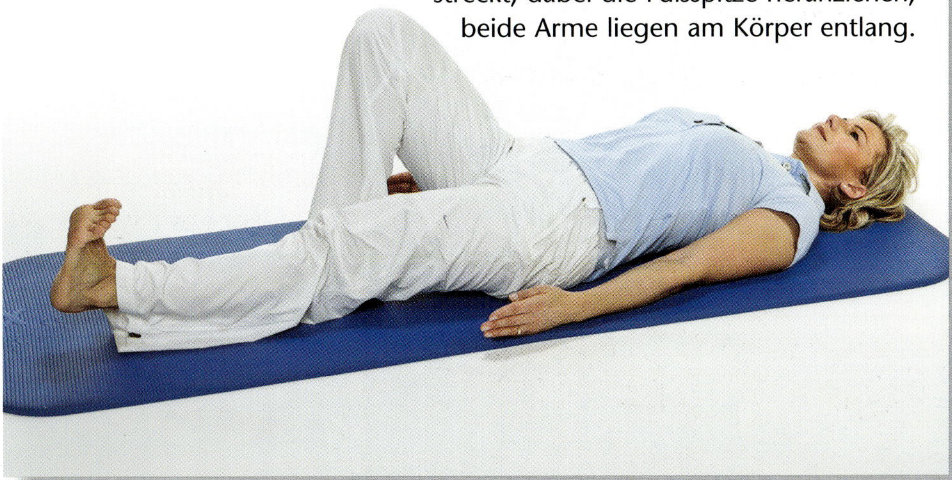

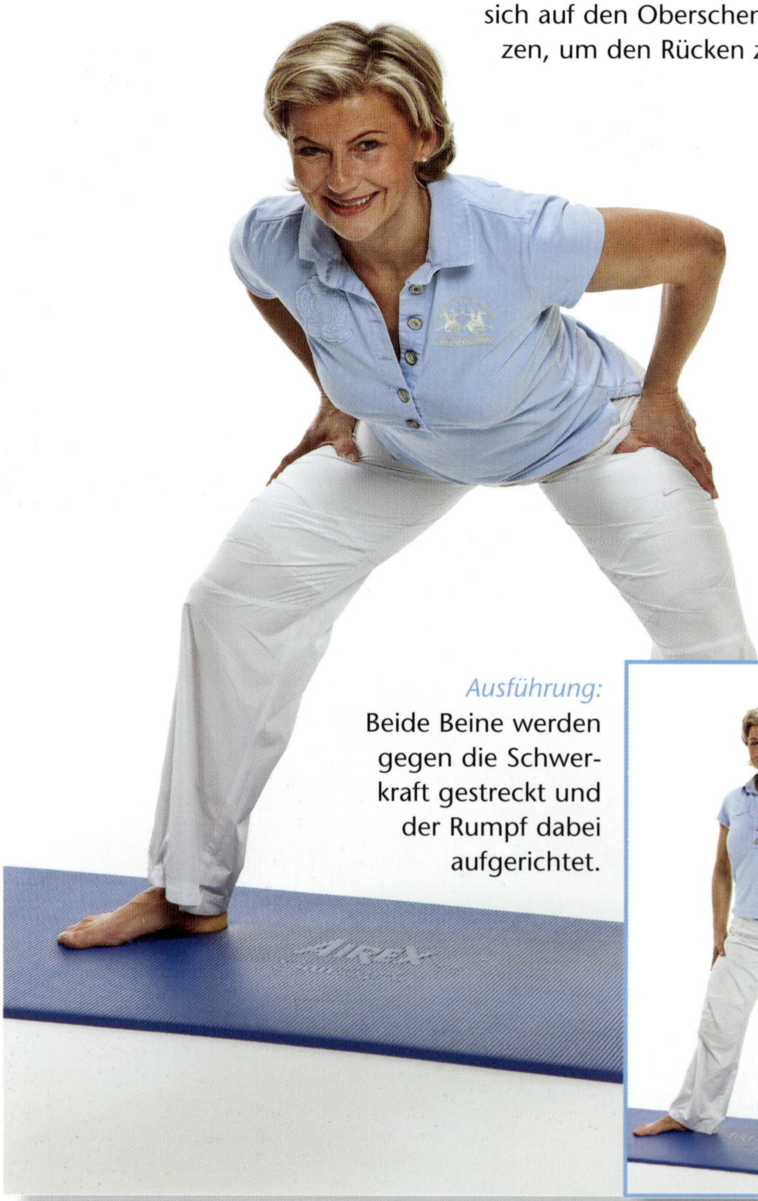

Ausgangsposition:
Stehend, beide Beine weit öffnen und den Oberkörper gerade nach vorne verlagern, mit beiden Händen sich auf den Oberschenkeln abstützen, um den Rücken zu entlasten.

Ausführung:
Beide Beine werden gegen die Schwerkraft gestreckt und der Rumpf dabei aufgerichtet.

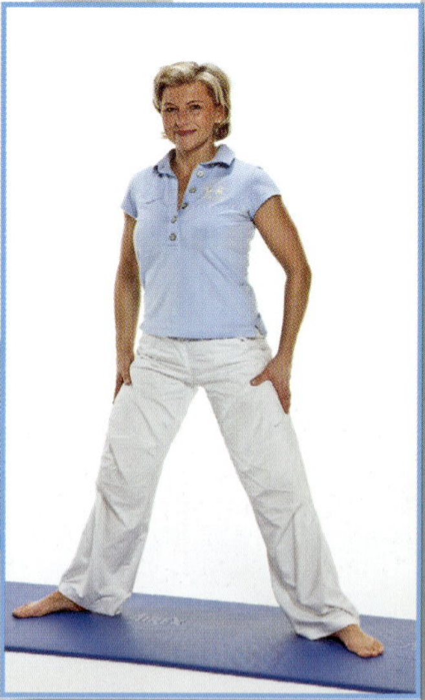

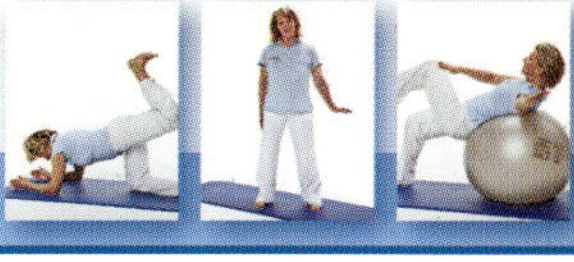

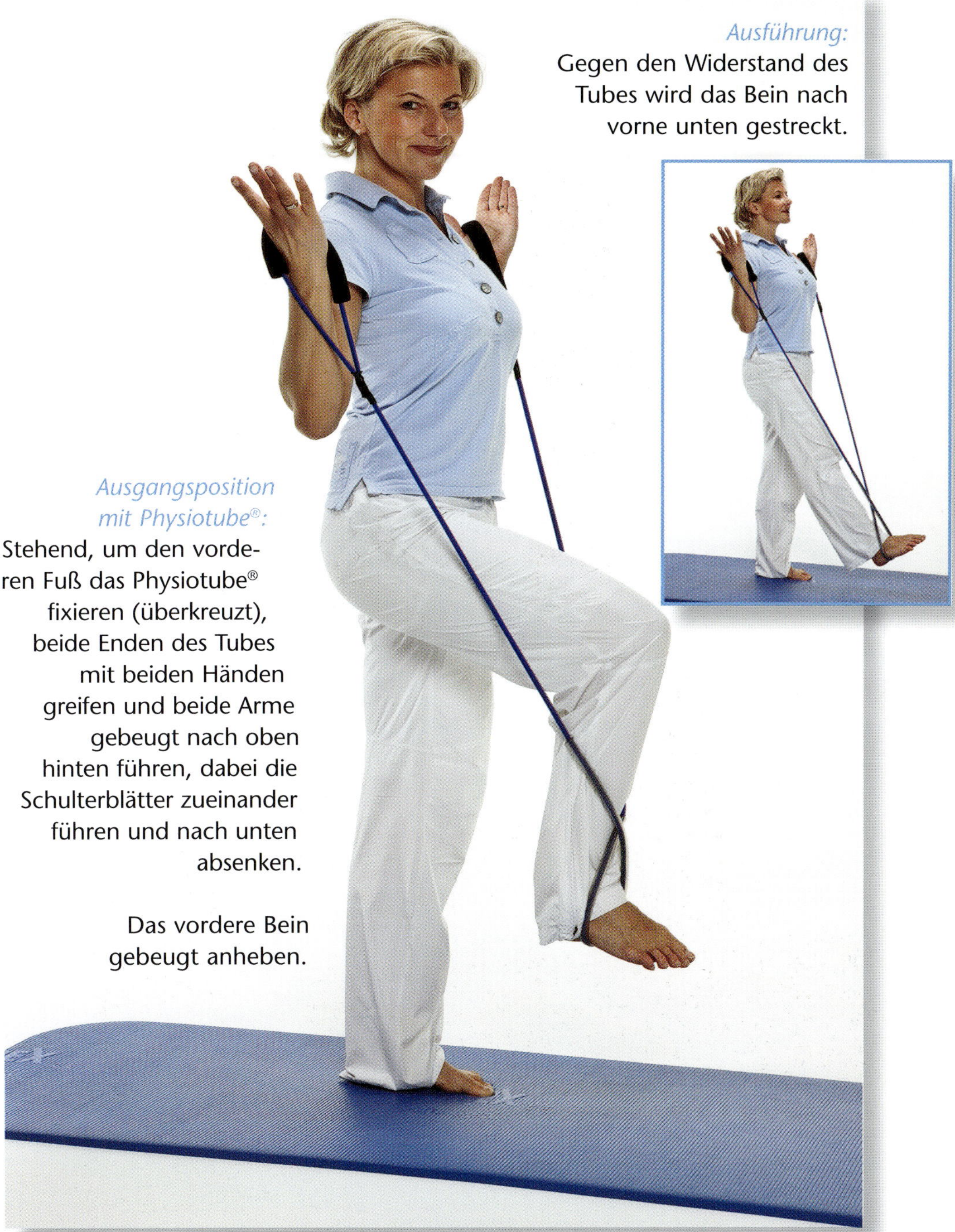

Ausgangsposition mit Physiotube®:

Stehend, um den vorderen Fuß das Physiotube® fixieren (überkreuzt), beide Enden des Tubes mit beiden Händen greifen und beide Arme gebeugt nach oben hinten führen, dabei die Schulterblätter zueinander führen und nach unten absenken.

Das vordere Bein gebeugt anheben.

Ausführung:

Gegen den Widerstand des Tubes wird das Bein nach vorne unten gestreckt.

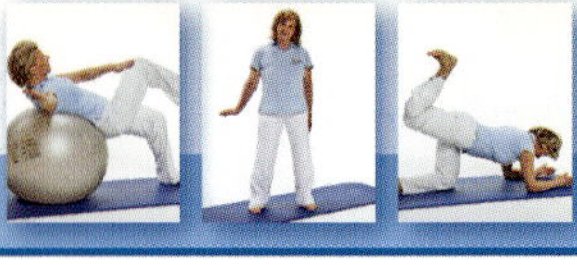

Abduktoren im Hüftgelenk (Schenkelabspreizer)
M. glutaeus minimus, medius und maximus, M. tensor fasciae latae, M. piriformis, M. sartorius
Funktion: Abduktion im Hüftgelenk.

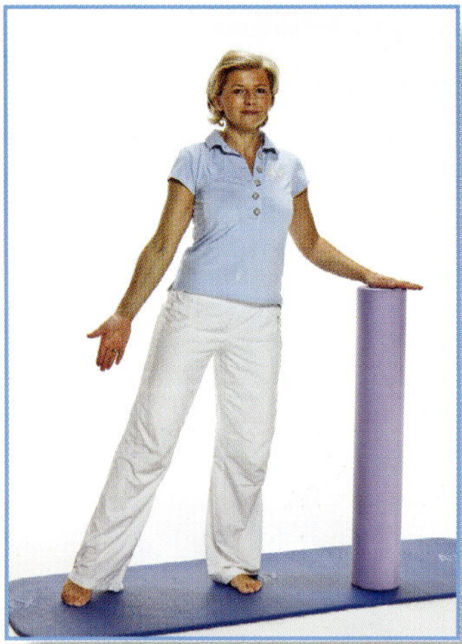

Ausgangsposition:
Stehend, zur besseren Stabilität z. B. an der Pilates-Rolle oder einem Stuhl festhalten, ein Bein seitlich leicht anheben.

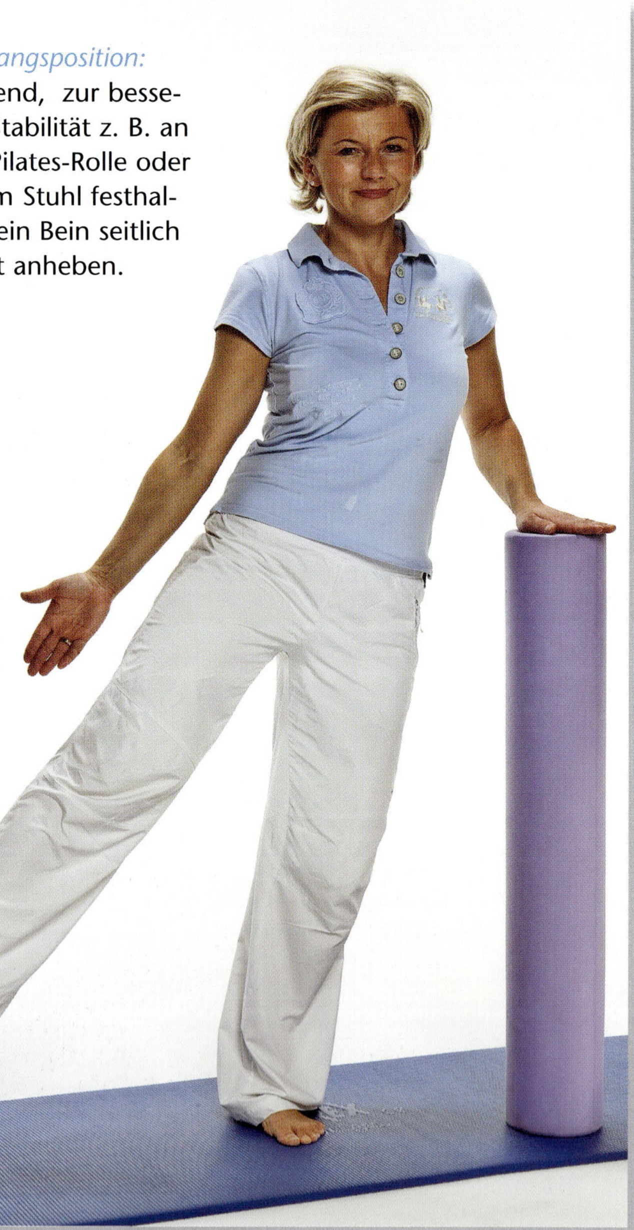

Ausführung:
Das Spielbein wird seitlich gegen die Schwerkraft abgespreizt, solange der Körper eine Linie darstellt (Standbein und Rumpf).

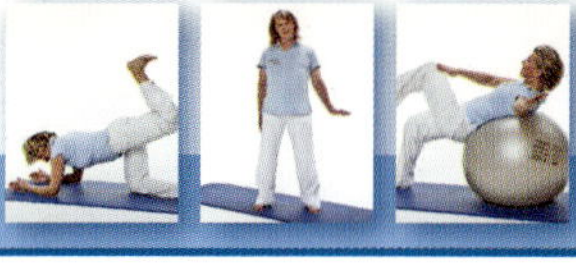

Ausgangsposition:

Seitenlage, unteres Bein zur besseren Stabilität leicht angenehm beugen, der Körper bildet eine Linie, den unteren Arm ausstrecken und den Kopf auf dem Oberarm positionieren, den oberen Arm am Körper ablegen, Spannung im gesamnten Körper aufbauen.

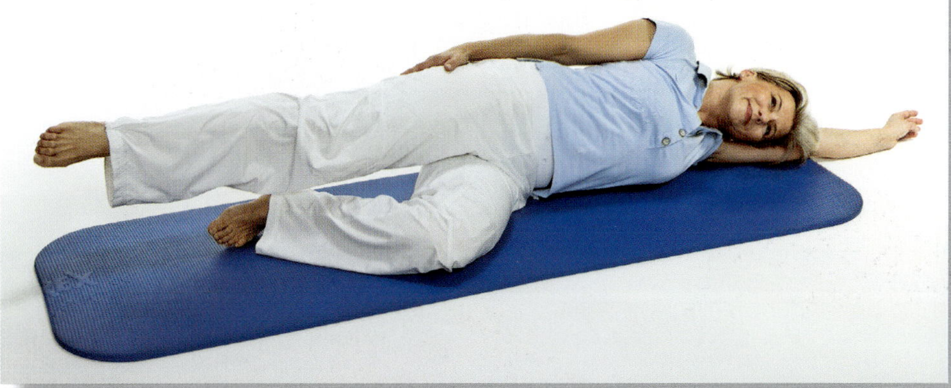

Ausführung:

Das obere Bein wird langsam gegen die Schwerkraft angehoben und wieder abgesenkt, jedoch nicht ganz abgelegt.

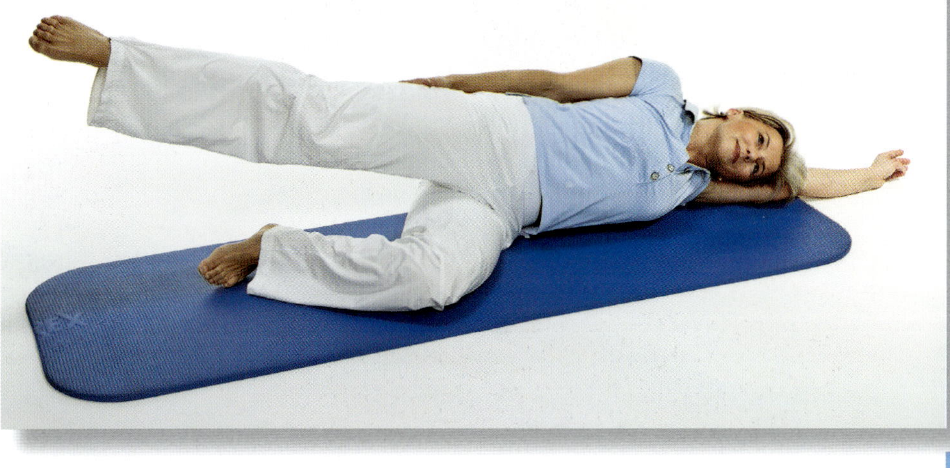

Adduktoren im Hüftgelenk (Schenkelanzieher)
Mm. adductores longus, brevis und magnus, M. gracilis, M. pectineus)
Funktion: Adduktion im Hüftgelenk, teilweise als Flexoren und Extensoren im Hüftgelenk.

Ausgangsposition mit Redondoball® (weicher Ball):

Rückenlage, beide Beine beugen, Füße etwa 10-15 cm auseinander vor dem Gesäß aufstellen, Arme liegen am Körper in einer entspannten Position, beide Knie halten locker einen Softball.

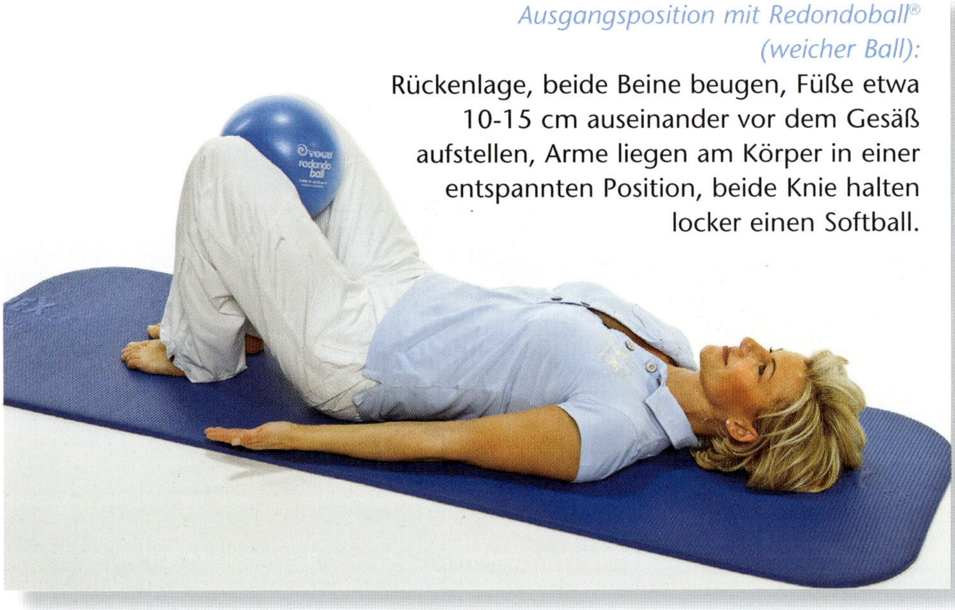

Ausführung:

Der Softball wird fest zusammengedrückt, die Anspannung ca. 10 s gehalten oder intermittierend immer wieder spannen, zusammendrücken und locker lassen.

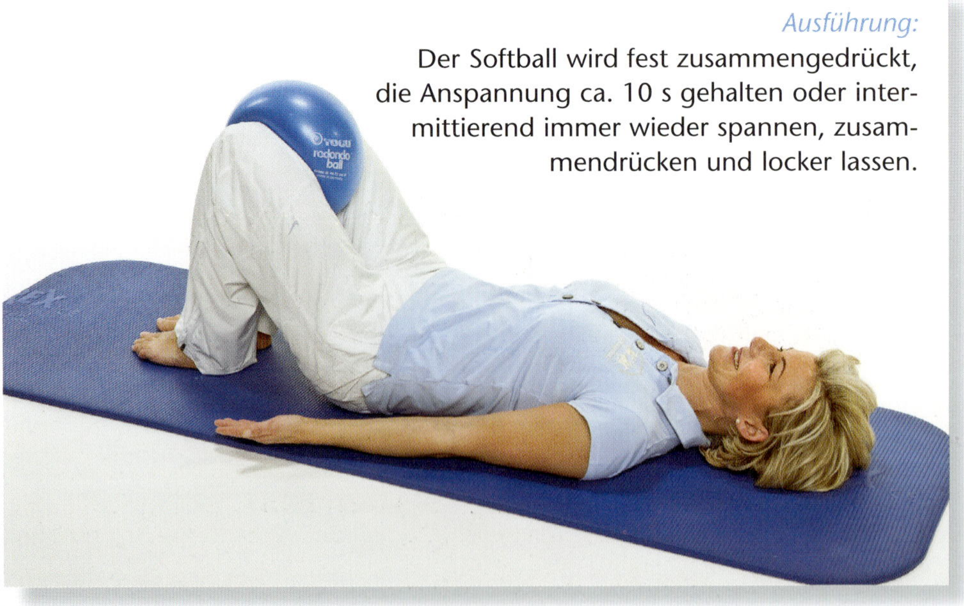

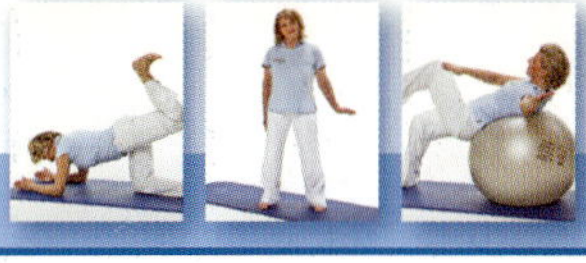

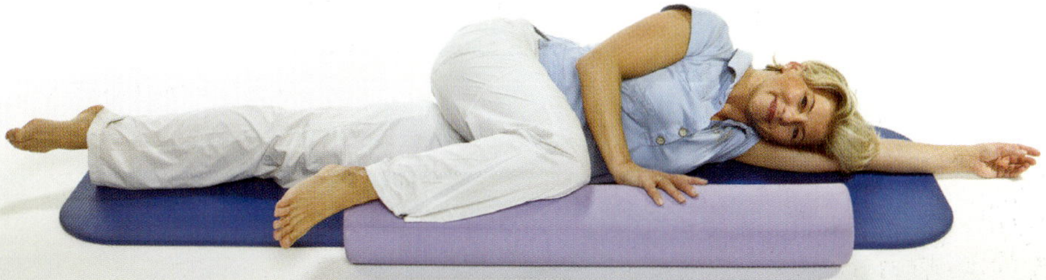

Ausgangsposition:

Seitenlage, das obere Bein wird gebeugt und vorne auf einer Erhöhung (z. B. eine Pilates-Rolle, Step, ...) abgelegt, den unteren Arm flach am Boden strecken, Kopf auf dem Oberarm positionieren, oberer Arm wird zur besseren Stabilität vor dem Körper abgestützt.

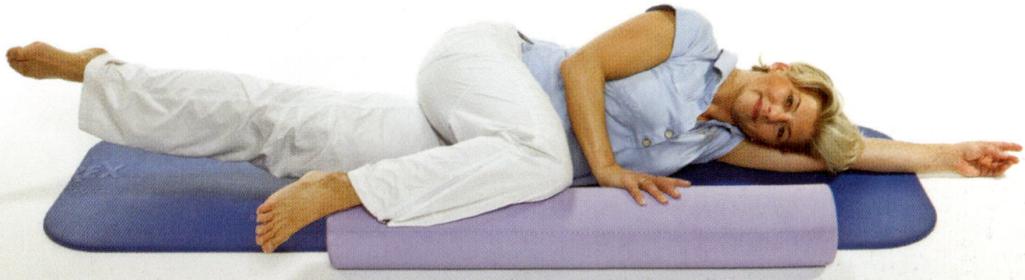

Ausführung:

Unteres Bein wird leicht vom Boden gestreckt angehoben und wieder abgesenkt, es wird jedoch nicht ganz abgelegt.

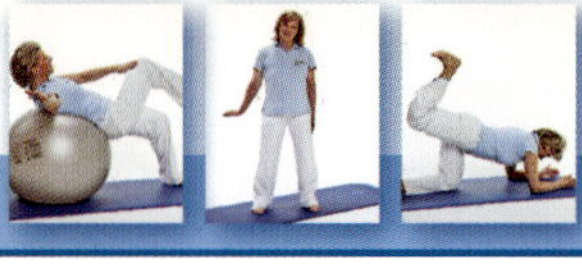

Ausgangsposition:
Rückenlage, beide Beine anheben, mit Unterstützung beider Hände an den Oberschenkeln nach oben führen und maximal spreizen.

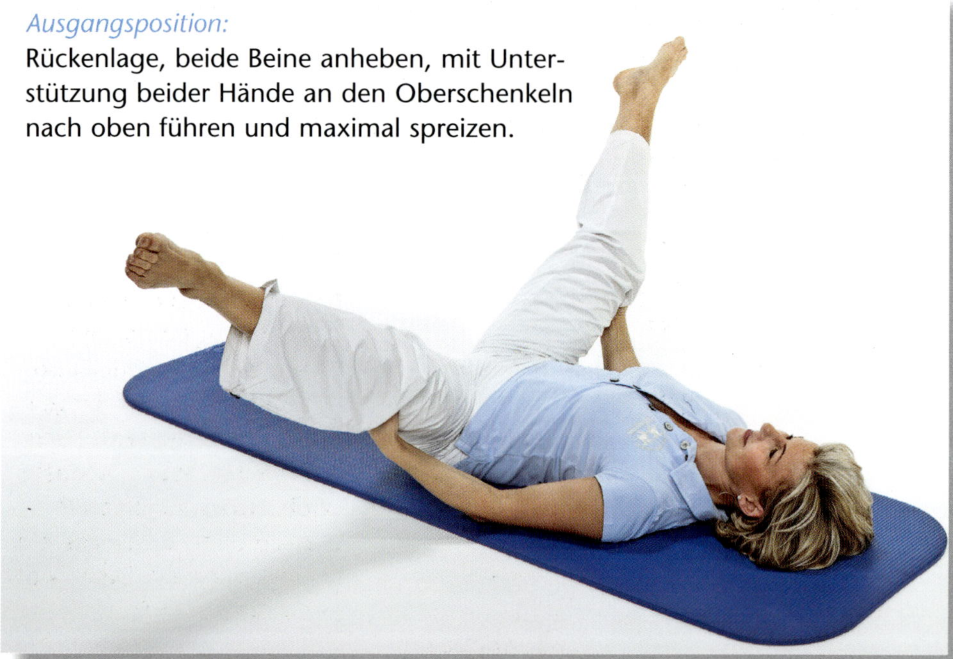

Ausführung:
Beide Beine zusammenführen und in der Endphase leicht geöffnet lassen, damit die Schwerkraft wirken kann.

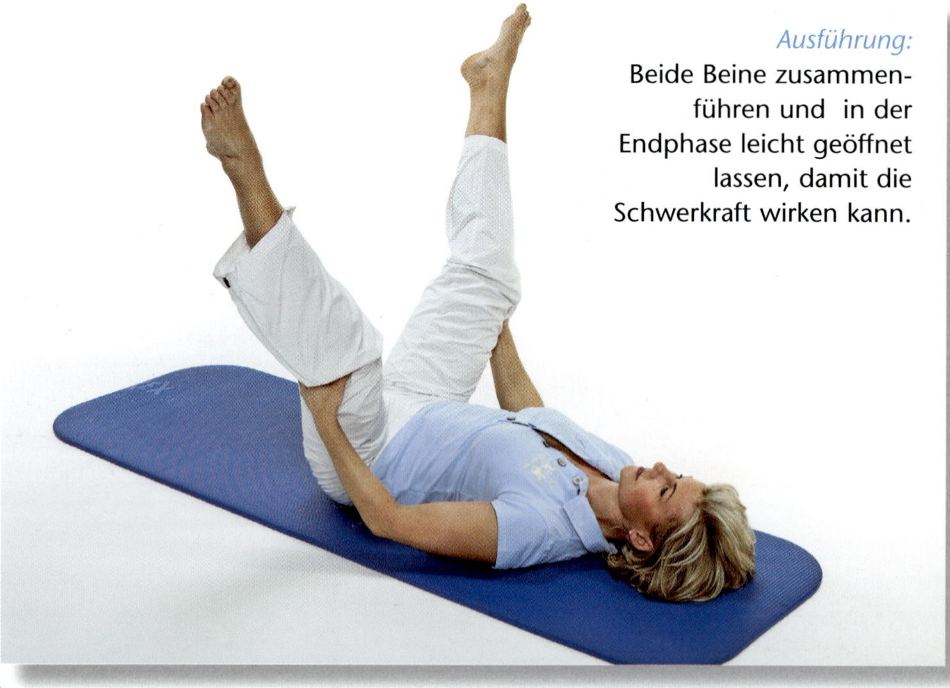

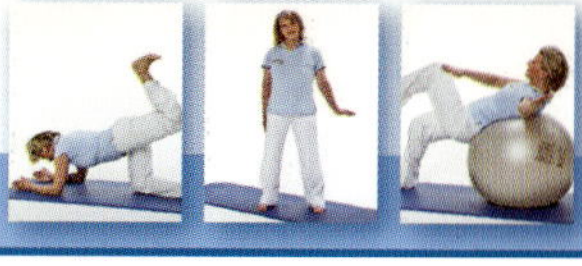

13 Beweglichkeitstraining – Dehnung der wichtigsten Muskelgruppen

Bitte beachten Sie die allgemeine Empfehlung in Kap. 8 bezüglich der Dosierung und Dauer der Übungen.

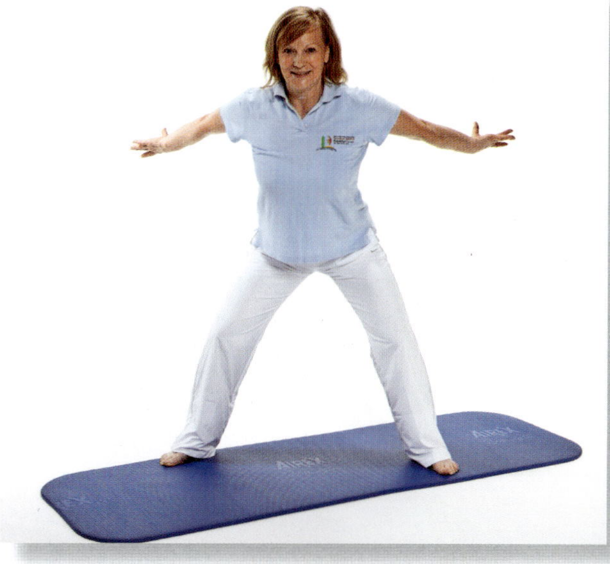

Zweiköpfiger Armbeuger (M. biceps brachii)

Stehend oder sitzend, beide Arme und den Schultergürtel zuerst absenken und nach hinten führen, Arme sanft nach hinten anheben, sodass die Handinnenflächen nach oben zur Decke hin zeigen, bis ein Dehnungsreiz spürbar wird.

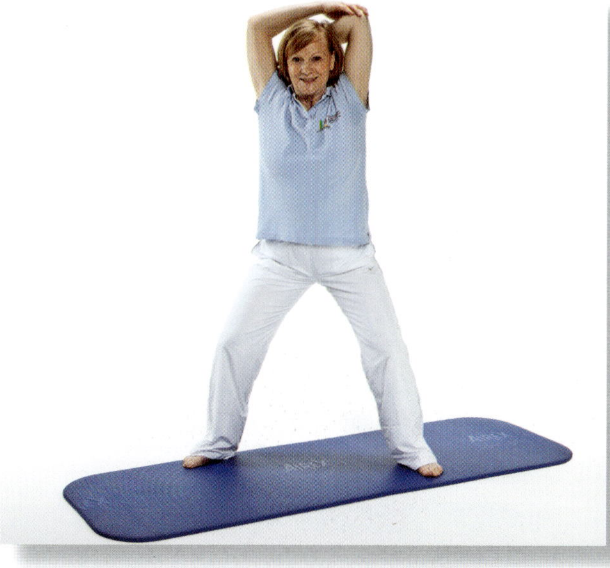

Dreiköpfiger Armstrecker (M. triceps brachii)

Stehend oder sitzend, Beine leicht geöffnet, der linke Arm wird über Kopf in Richtung rechtes Schulterblatt geführt, die rechte Hand umfasst das linke Ellbogengelenk und zieht dieses nach unten Richtung Boden.

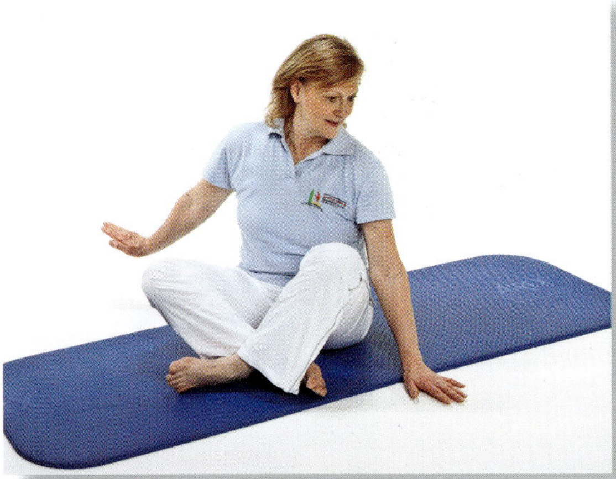

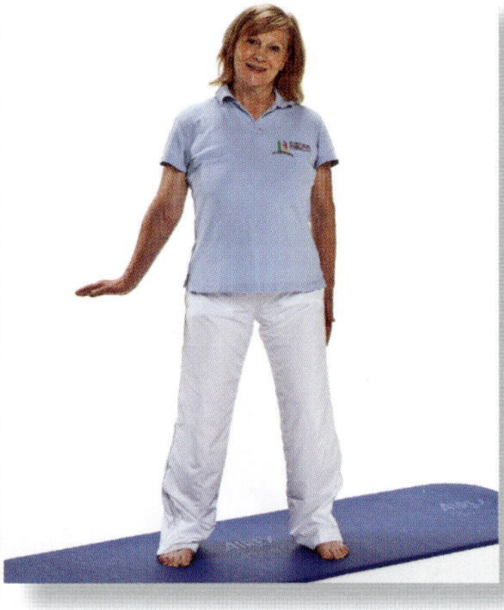

Nackenmuskulatur (M. trapezius, absteigender Anteil)

Stehend oder sitzend, beide Schultern absenken, Kopf nach links drehen und halten, den Blick nach unten richten, den rechten Arm aktiv nach unten in den Boden schieben, bis ein angenehmes Dehnungsgefühl auf der rechten Seite des Nackens entsteht. In der Dehnungsposition nur ca. 10 s verbleiben, weil die Nackenregion sehr empfindlich ist.

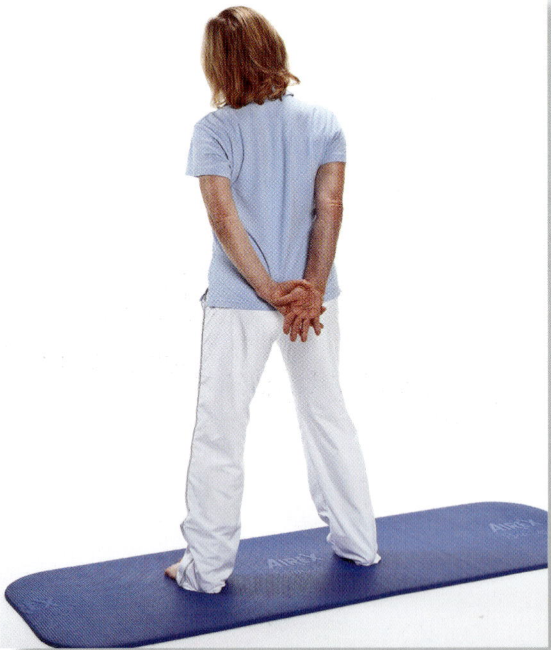

Deltamuskel – vorderer Anteil (M. deltoideus)

Stehend oder sitzend, das rechte Handgelenk wird hinter dem Rücken von der linken Hand umfasst, der linke Arm zieht den rechten Arm diagonal abwärts, dabei wird der Kopf zur gegenseitigen Schulter geneigt.

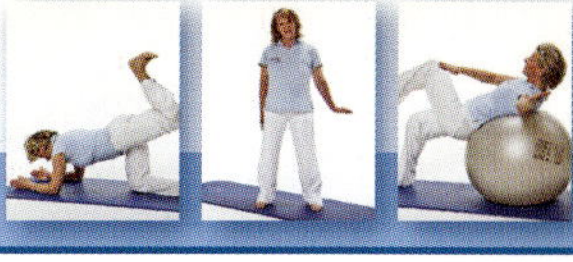

Großer Brustmuskel
(M. pectoralis major)

Stehend oder sitzend, beide Arme anheben, Handinnenflächen zeigen zur Decke hin, Arme gestreckt nach hinten oben verlagern, bis ein angenehmes Dehnungsgefühl im Brustbereich auftritt. Schulterblätter bewusst zusammenführen, um den Dehnreiz zu intensivieren.

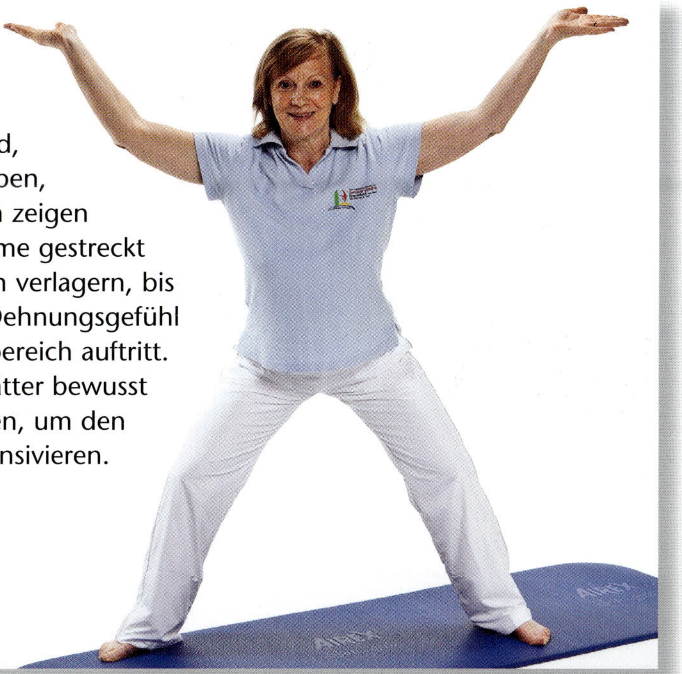

Bauchmuskulatur

Rückenlage, Beine und Arme so weit wie möglich strecken, sich dabei ganz lang machen. Bauchmuskeln locker lassen, in den Bauch ein- und ausatmen, dabei physiologische Lordose beibehalten.

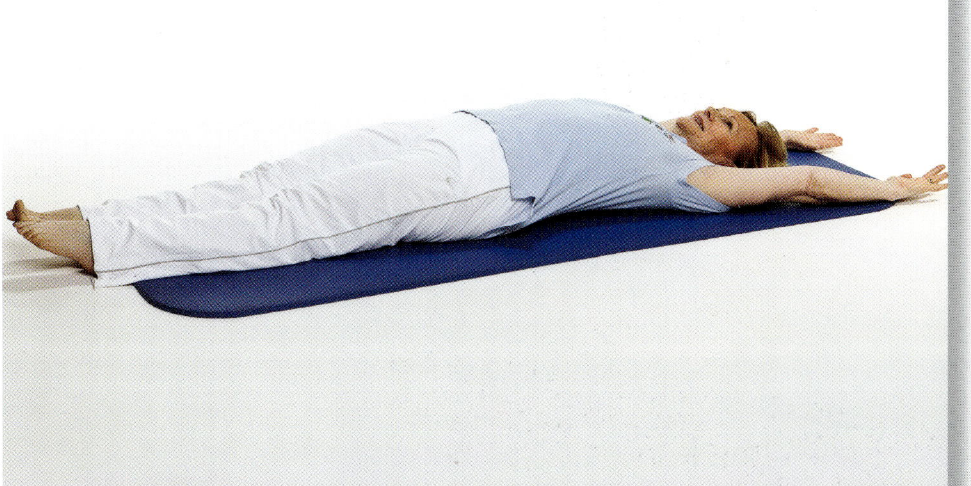

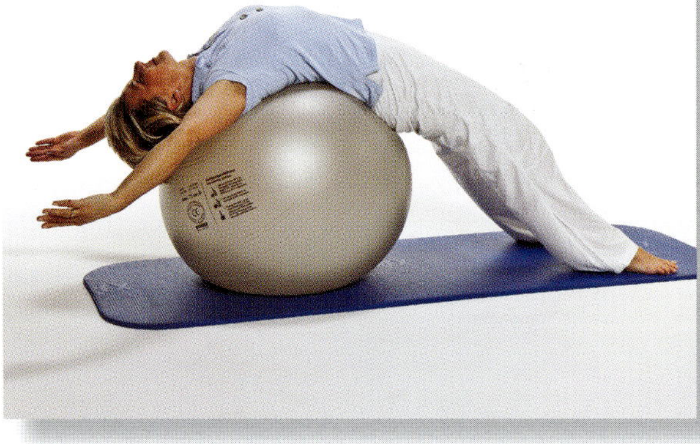

Alternativ

Dehnung der Rumpfvorderseite auf dem Powerball

Rückenlage auf dem Powerball, der Kopf liegt auf dem Ball, Beine stehen sicher auf der Unterlage. Mit der nächsten Einatmung beide Arme langsam nach hinten führen und langsam beide Beine strecken, bis zu einer angenehmen Überstreckung der Wirbelsäule.

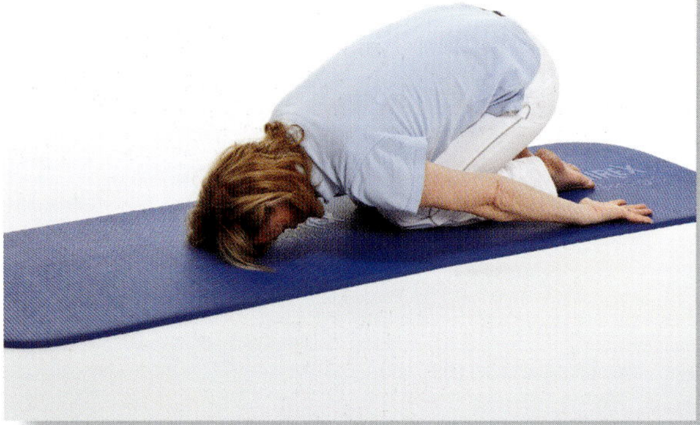

Rückenstrecker (M. erector spinae)

Fersensitz, nur wenn die Knie es erlauben (auch sitzend möglich), den Rumpf locker nach vorne verlagern, beide Arme vor oder neben dem Körper positionieren. Mit jeder Ausatmung das Becken tiefer auf die Fersen senken und das Körpergewicht mehr und mehr an die Unterlage abgeben.

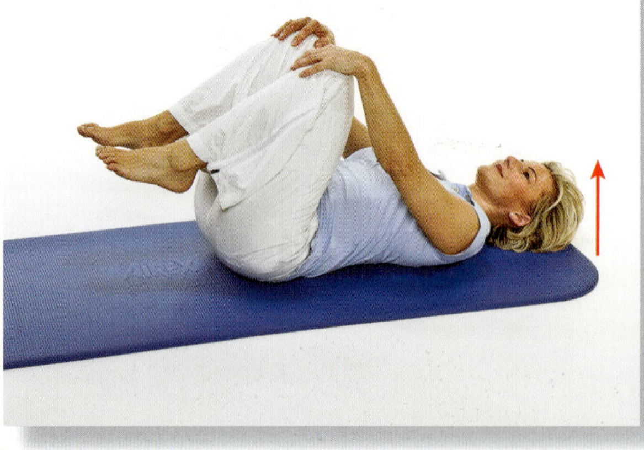

Variante aus der Rückenlage

Rückenlage, beide Oberschenkel umfassen, Knie in Richtung Stirn ziehen, zum Schluss Kopf leicht anheben, auf gleichmäßige Atmung achten.

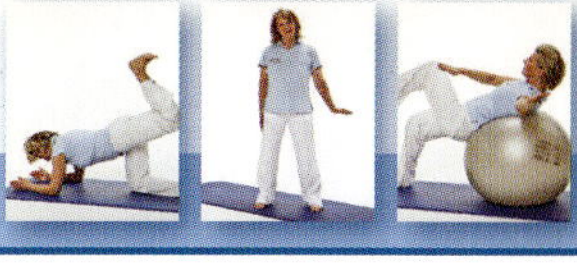

Trapezmuskel und Rautenmuskel (M. trapezius und M. rhomboideus)

Stehend oder sitzend, beide Hände im Flechtgriff (locker) in Brusthöhe vor dem Körper fassen, beide Arme nach vorne strecken und dabei die Schulterblätter auseinanderziehen, die Schultern bleiben tief.

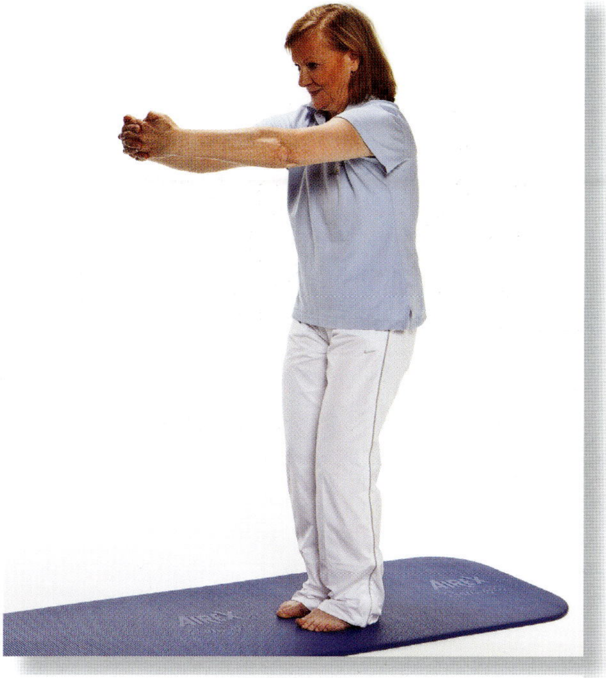

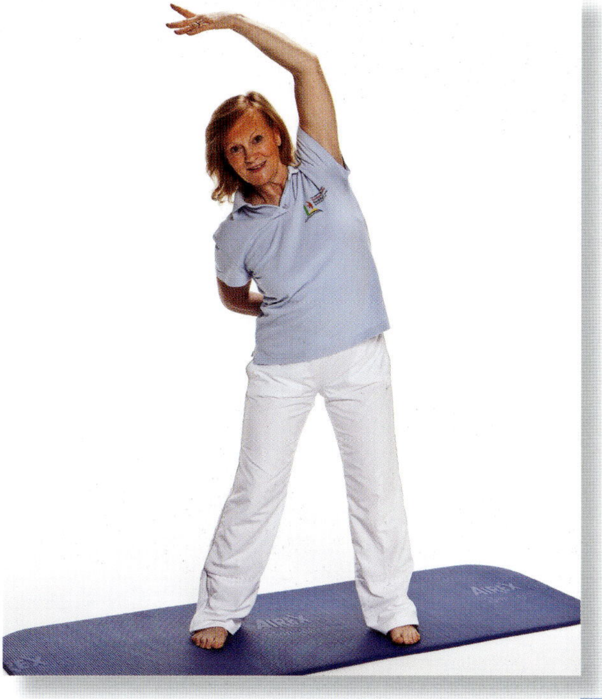

Breiter Rückenmuskel (M. latissimus dorsi)

Im stabilen Stand oder sitzend, linken Arm nach oben, über den Kopf strecken und nach links verlagern, bis eine angenehme Dehnung in der Flanke entsteht, das Becken bleibt frontal und stabil, den rechten Arm, zur besseren Stabilisierung, nach hinten „ins Kreuz" verlagern.

Großer Gesäßmuskel (M. glutaeus maximus)

Rückenlage, linkes Bein anwinkeln, im Hüftgelenk nach außen rotieren und über das rechte aufgestellte Bein mit dem Außenknöchel positionieren. Langsam das rechte Knie in Richtung Schulter (diagonal) ziehen, bis ein angenehmes Ziehen in der Gesäßmuskulatur spürbar wird.

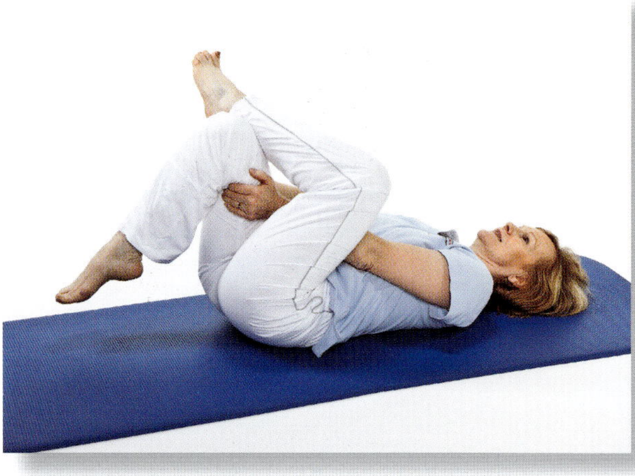

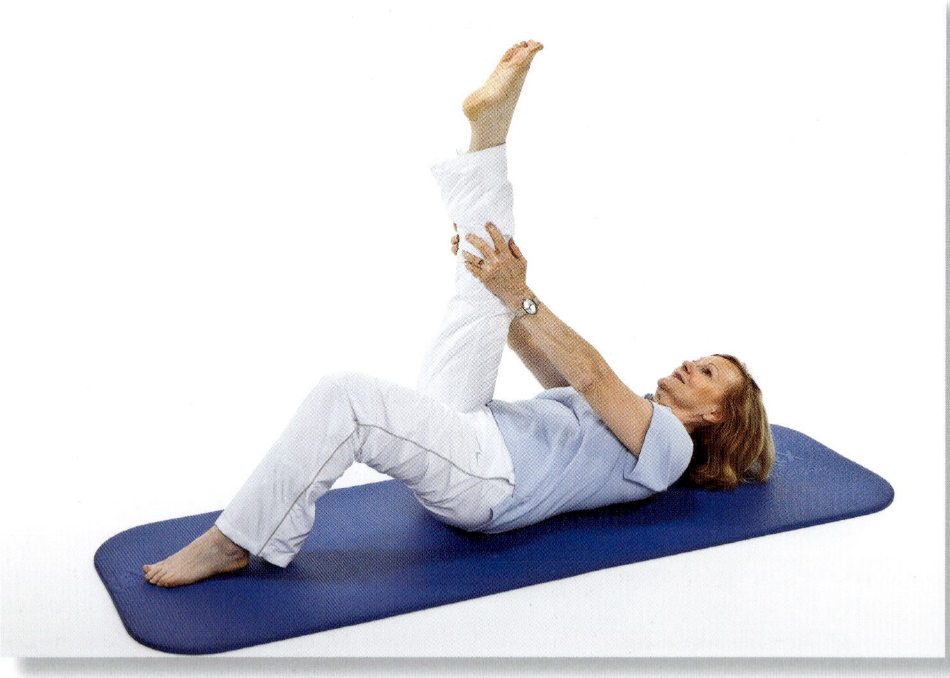

Kniebeuger und Hüftstrecker (Mm. ischiocrurales)

Rückenlage, ein Bein aufstellen, das andere nach oben strecken und mit beiden Händen so hoch wie möglich fassen und es sanft heranziehen, bis ein Dehnungsgefühl auf der Oberschenkelrückseite zu spüren ist. Der Nacken ist dabei locker und entspannt, die Schultern abgesenkt.

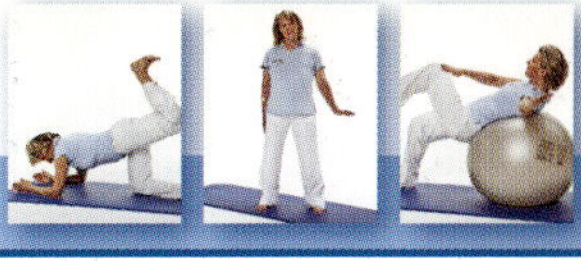

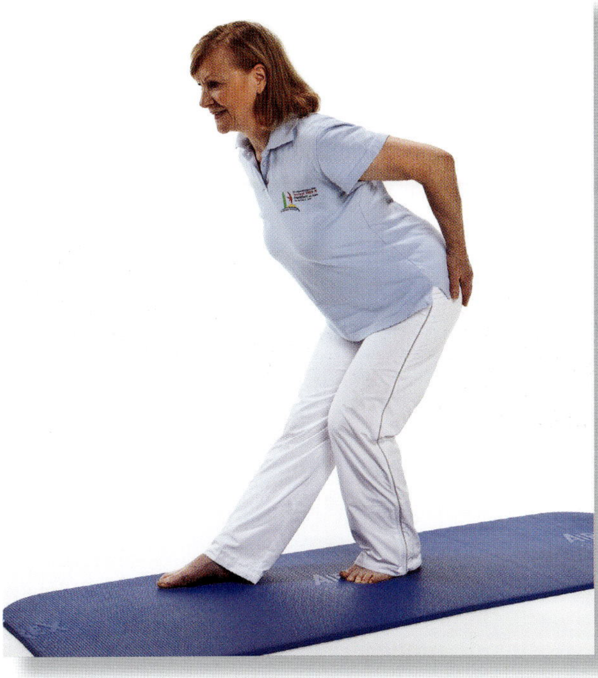

Variante im Stand
Stehend, den rechten Fuß einige Zentimeter nach vorne stellen, beide Fußspitzen zeigen nach vorne, das vordere Bein maximal strecken, das hintere Bein angenehm beugen und den Rumpf gerade halten und nach vorne verlagern, bis auf der Oberschenkelrückseite eine angenehme Dehnung zu spüren ist.

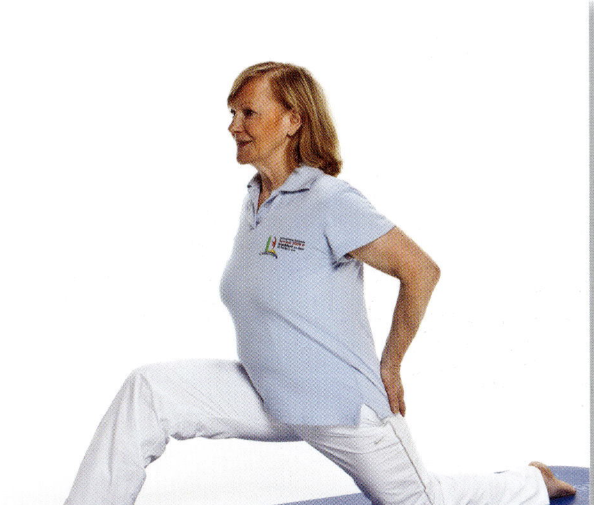

Hüftbeuger (M. iliopsoas)
Kniestand, den rechten Fuß vorne aufstellen, das linke Knie nach hinten verlagern, beide Hände am Becken fixieren und sanft das Becken nach vorne verschieben, um einen Dehnungsreiz in der Leiste hervorzurufen. Dabei wird die Bauch- und Gesäßmuskulatur fest angespannt, um ein Hohlkreuz zu vermeiden.

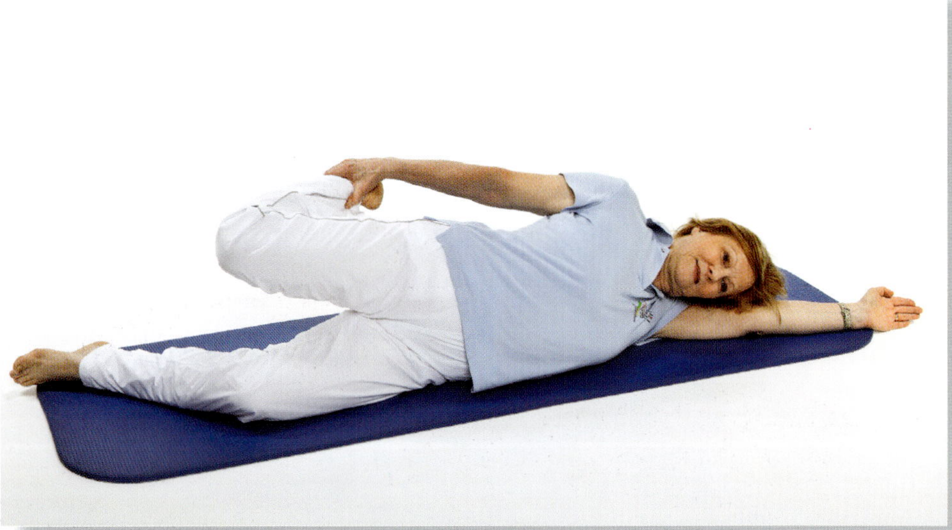

Kniestrecker und Hüftbeuger (M. quadriceps femoris mit M. iliopsoas)
Seitenlage, unteres Bein leicht beugen, das obere Bein beugen und mit der oberen Hand am Sprunggelenk fassen, über Anspannung der Gesäßmuskulatur das Becken nach vorne schieben, dabei den Oberschenkel, so weit es geht, nach hinten führen. Auf Bauchspannung achten, der Kopf liegt entspannt auf dem Oberarm.

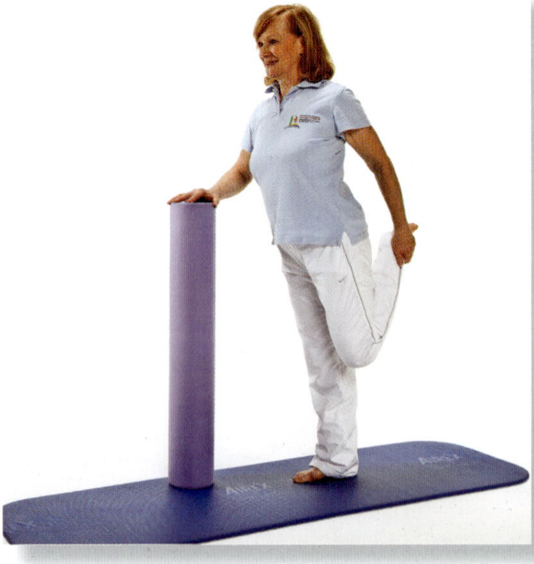

Variante im Stand
Stabiler Stand mit z. B. Pilates-Rolle oder Stuhl, ein Bein maximal beugen, mit der Hand fassen und nach hinten verlagern. Über Anspannung der Gesäßmuskulatur und Vorschieben des Beckens/der Leiste entsteht ein angenehmer Dehnungsreiz auf der Oberschenkelvorderseite.

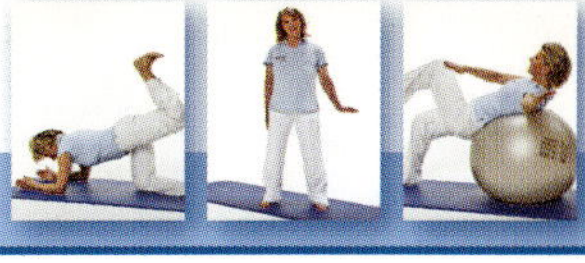

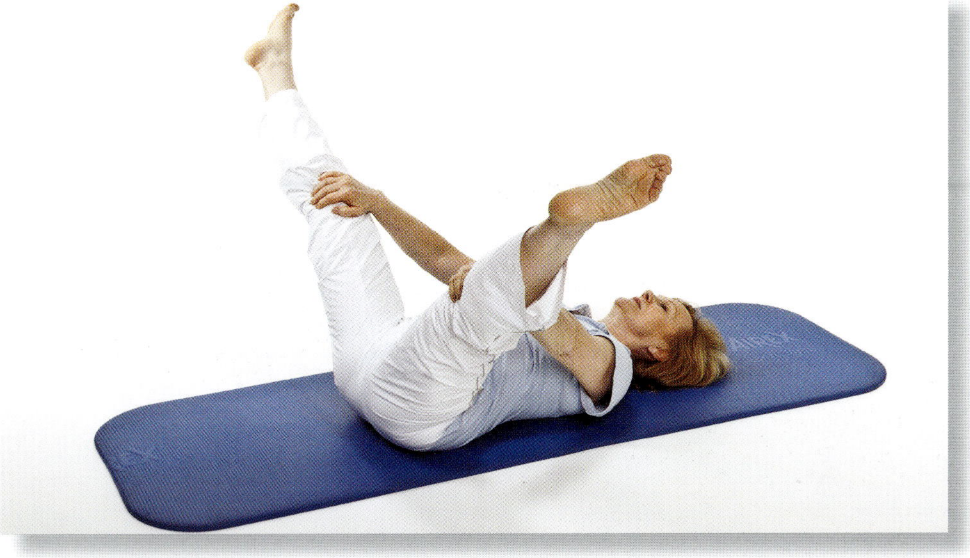

Adduktoren

Rückenlage, beide Beine nach oben strecken, beide Beine langsam öffnen, bis ein Dehnreiz auf der Oberschenkelinnenseite zu spüren ist. Die Dehnung kann verstärkt werden, indem mit beiden Händen auf die Oberschenkel ein leichter Druck von innen nach außen ausgeübt wird. Bewusst die Muskulatur entspannen.

Variante im Stand

Beide Beine weit öffnen und die außenrotierten Füße voneinander entfernen, beide Hände am Becken fixieren und den Körper nach rechts verlagern, bis auf der linken Oberschenkelinnenseite ein angenehmer Dehnungsreiz zu spüren ist.

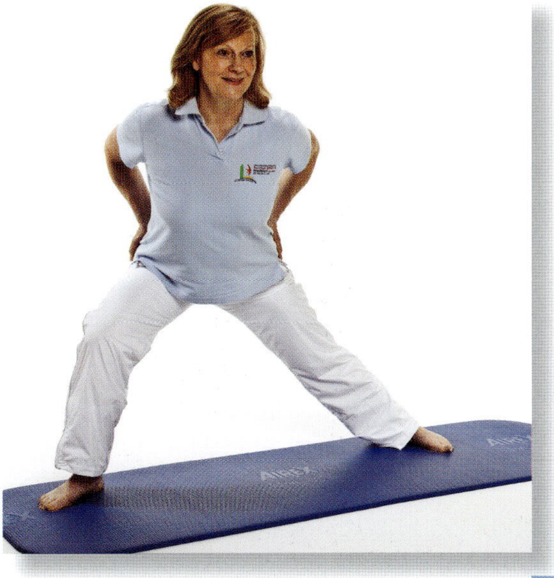

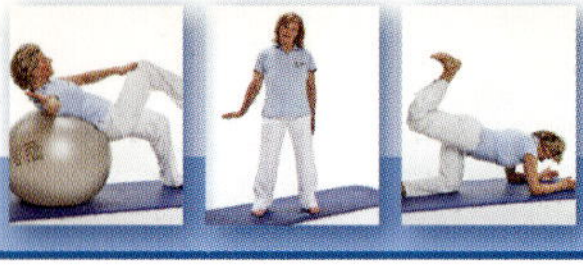

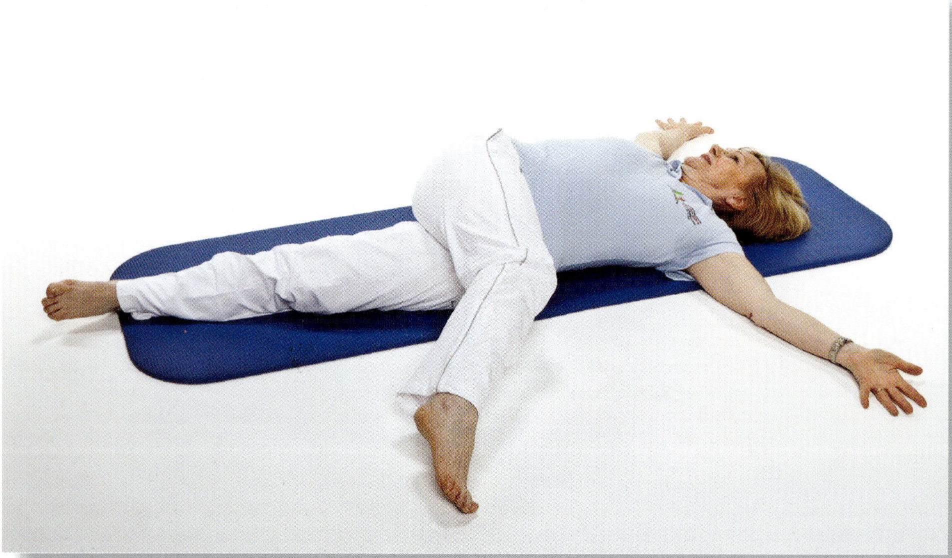

Abduktoren und Brustmuskulatur

Rückenlage, beide Arme seitlich auf Brusthöhe ausstrecken, Handinnenflächen zeigen nach oben zur Decke hin, rechtes Bein gestreckt sanft nach links verlagern und, wenn es möglich ist, ablegen, um den Dehnungsreiz zu verstärken. Den Kopf nach rechts sanft drehen.

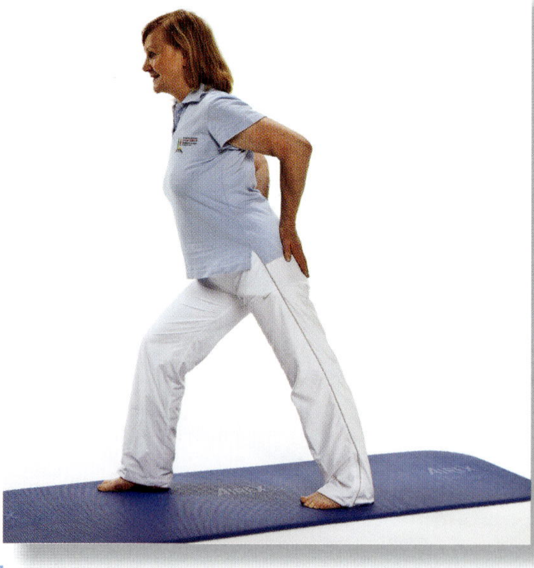

Wadenmuskulatur

Stehend, linkes Bein nach hinten verlagern und maximal strecken, die linke Ferse am Boden fixieren, vorderes Bein leicht beugen, sodass das Knie über dem Sprunggelenk steht. Beide Hände am Becken fixieren und den Rumpf sanft nach vorne verlagern, bis ein Dehnungsreiz in der Wade zu spüren ist.

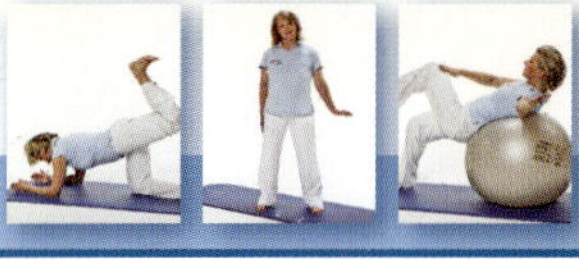

14 Miniprogramm für zu Hause

Ein sorgfältiges Aufwärmen mit Mobilisation der Gelenke und Stabilisation der Muskelgruppen ist eine Pflicht vor jedem Krafttraining.

Die Reihenfolge der Übungen kann frei gewählt werden.

Die Wiederholungszahl kann zwischen 10-20 und mehr Wiederholungen liegen. Ein angenehmes „Brennen" in der Muskulatur sollte spürbar sein.

Am Ende einer Serie sollte die Belastung als nicht zu einfach bzw. als nicht zu schwer empfunden werden.

Die Belastung sollte grundsätzlich reduziert werden, wenn die Qualität in der Körperhaltung und in der Ausführung nachlässt. Auch später einsetzende Beschwerden, wie Nachtschmerz, sind Anzeichen dafür, dass der Belastungsreiz zu hoch war.

Beim Auftreten von Schmerzen ist generell die Übung abzubrechen.

Es ist sinnvoll, nach jedem Krafttraining die beanspruchte Muskulatur zu lockern und zu entspannen, um Kontraktionsrückstände zu vermeiden.

Anschließend können Sie ein Dehnprogramm absolvieren oder einen Tag später die beanspruchten Muskeln nachdehnen.

Es handelt sich bei diesem Miniprogramm um eine Trainingsempfehlung, die Sie zu Hause ausführen können.

Jede Übung können Sie ohne Zusatzgeräte ausüben. Als Alternative können Sie den Powerball, Aerostep XL® oder Brasils® hinzunehmen.

Und: Denken Sie daran, dass gut gekräftigte Muskulatur Stabilität Ihrer Knochen bedeutet.

Aufwärmphase mit Mobilisation und Stabilisation

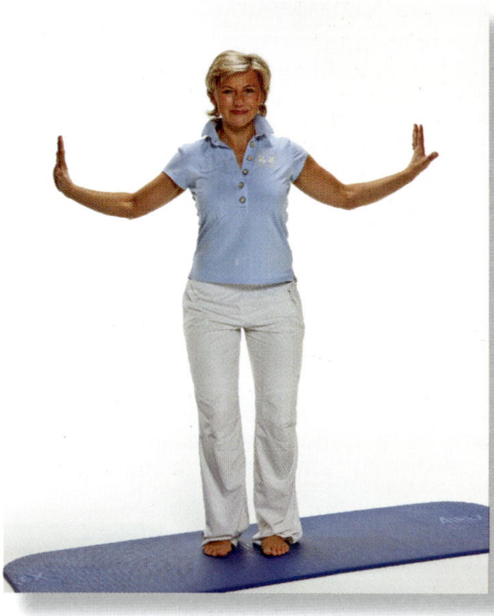

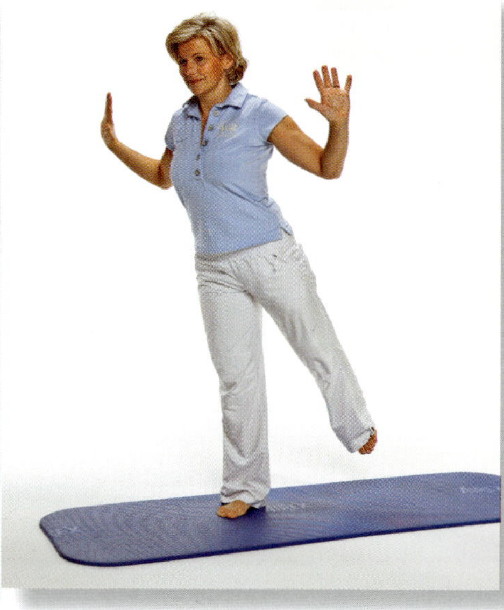

Im Stand, Schultern locker kreisen und im Wechsel Arme nach oben strecken, dabei ein Bein im Wechsel nach hinten verlagern.

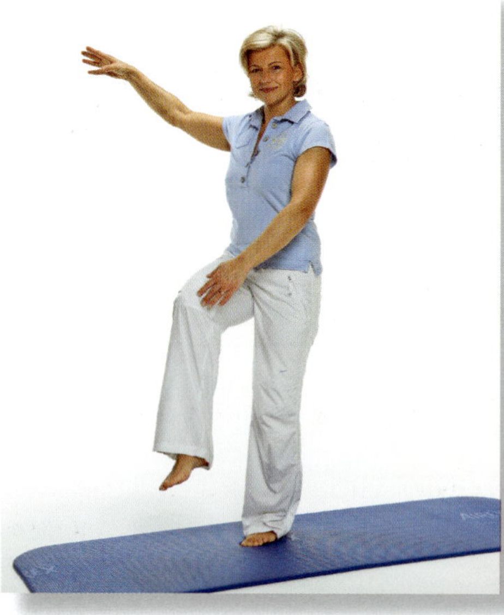

Im Stand, im Wechsel ein Bein heben und über Kreuz mit der Hand das Knie berühren.
Das angehobene Knie bleibt unterhalb des Hüftgelenks, damit der Rumpf und das Becken gerade und stabil bleiben.

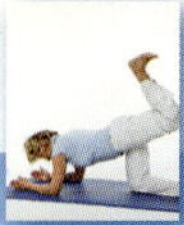
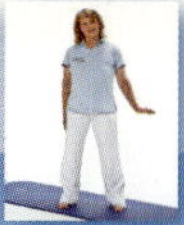
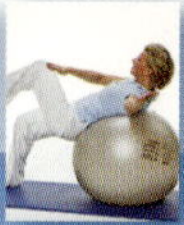

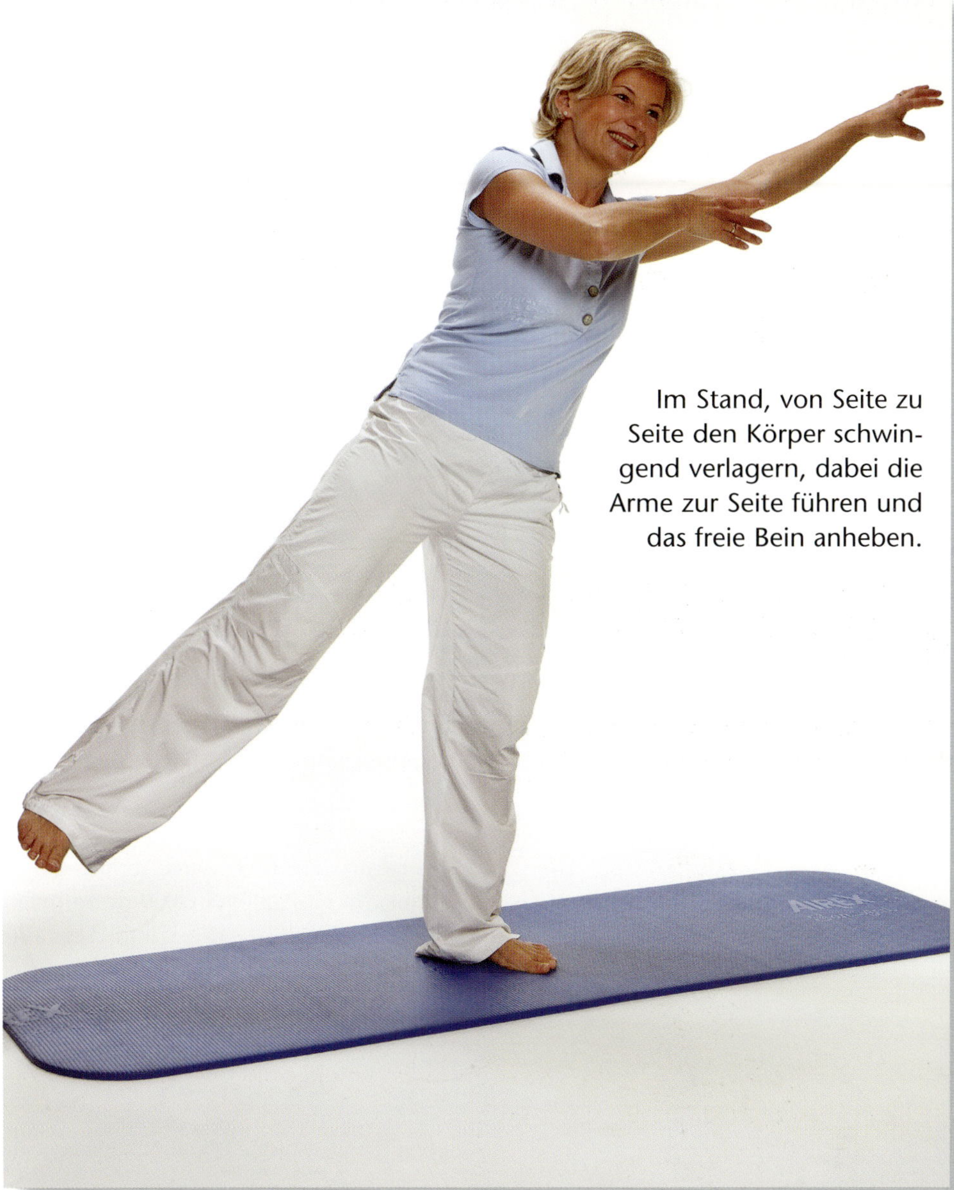

Im Stand, von Seite zu Seite den Körper schwingend verlagern, dabei die Arme zur Seite führen und das freie Bein anheben.

Alternative:

Im Einbeinstand, das freie Bein seitlich anheben und ruhig halten, einen Arm nach oben, den anderen Arm in Richtung Boden stemmen, ca. 10 s in der Position verharren.

Kräftigung auf der Matte

Hüftbeuger

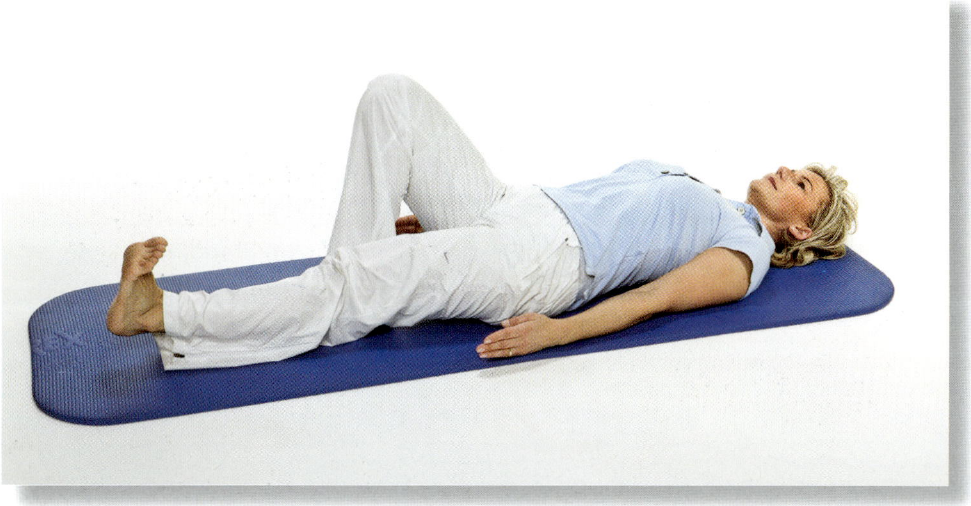

Ausgangsposition:
Rückenlage, ein Bein aufstellen, das andere Bein ausstrecken, dabei die Fußspitze heranziehen, beide Arme liegen mit abgesenktem Schultergürtel am Körper entlang.

Ausführung 1:
Das gestreckte Bein wird herangezogen, im Hüftgelenk aktiv gebeugt.

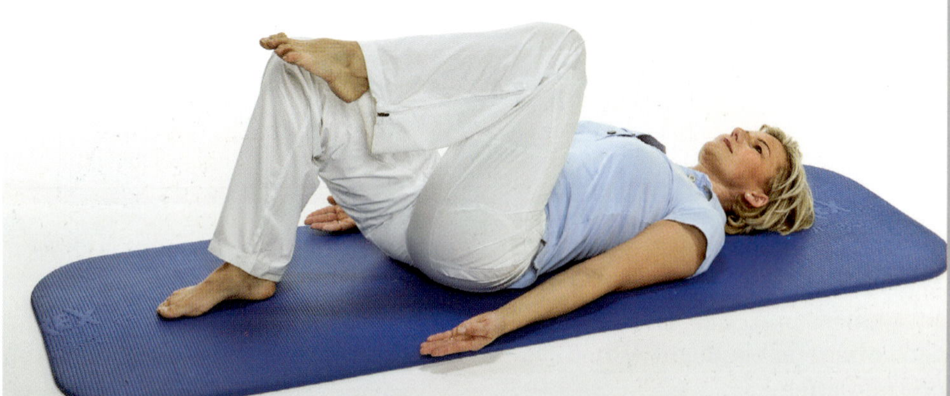

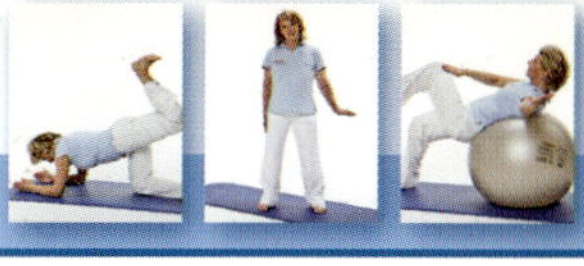

Großer Gesäßmuskel

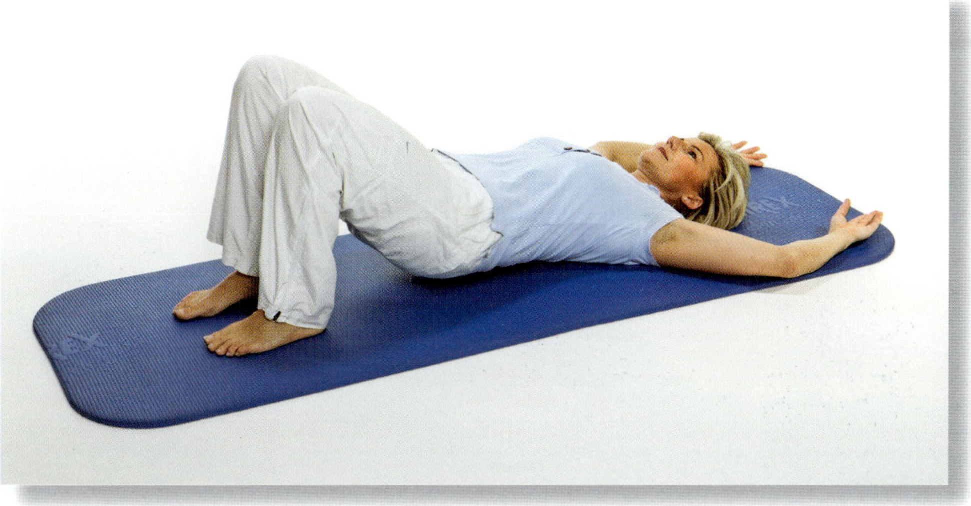

Ausgangsposition:
Rückenlage, Gesäß leicht von der Unterlage anheben, Arme liegen entspannt in einer angenehmen Position.

Ausführung:
Gesäß- und Bauchmuskulatur anspannen und das Becken bis zur Hüftstreckung anheben und wieder nur einige Zentimeter absenken, ohne die Unterlage zu berühren.

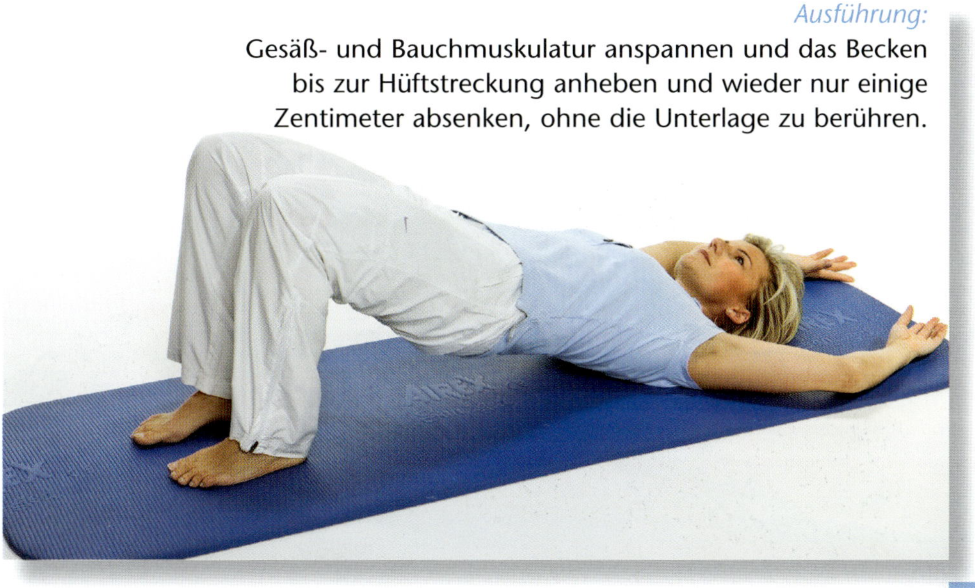

Abduktoren

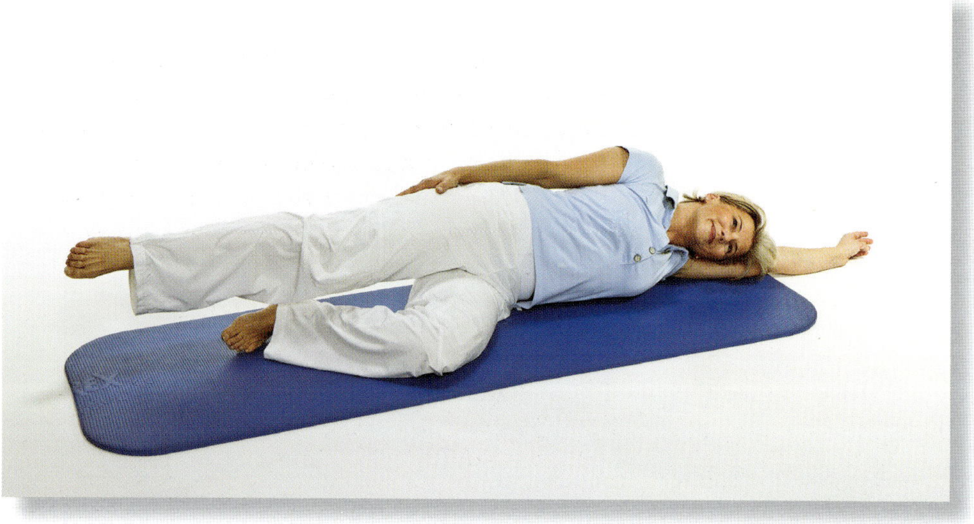

Ausgangsposition:

Seitenlage, unteres Bein zur besseren Stabilität leicht angenehm beugen, der Körper bildet eine Linie, unteren Arm ausstrecken und den Kopf auf dem Oberarm positionieren, den oberen Arm am Körper ablegen, Spannung im gesamten Körper aufbauen.

Ausführung:

Das obere Bein wird langsam gegen die Schwerkraft angehoben und wieder abgesenkt, jedoch nicht ganz abgelegt.

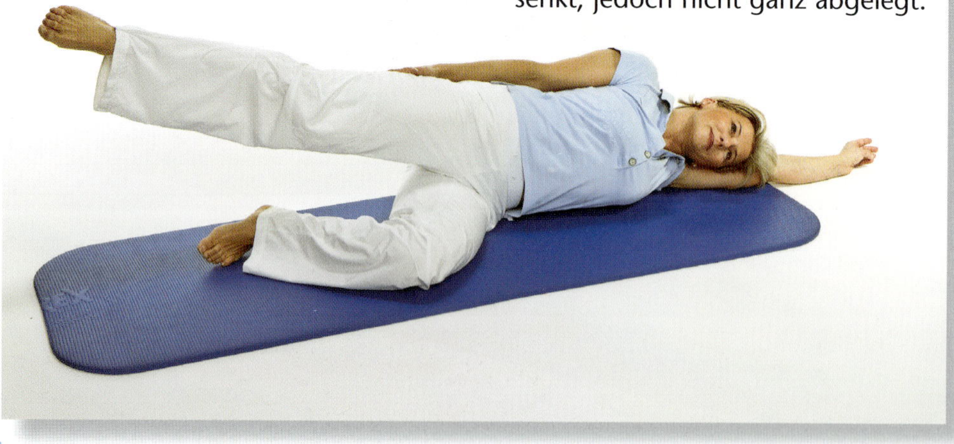

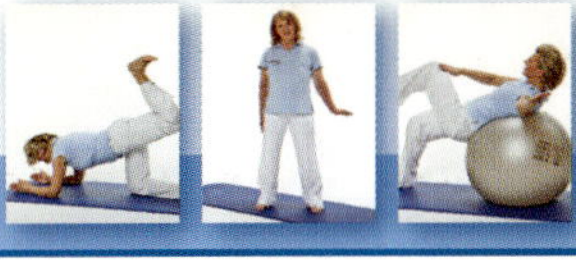

Tiefe Bauchmuskelgruppe

Ausgangsposition:
Rückenlage, beide Beine aufstellen und die Füße heranziehen, Fersen in den Boden stemmen, beide Arme, wenn die Schultergelenke es erlauben, nach hinten in U-Halte positionieren, die natürliche Lordose einstellen (einen imaginären Gürtel um die Taille „eng schnallen").

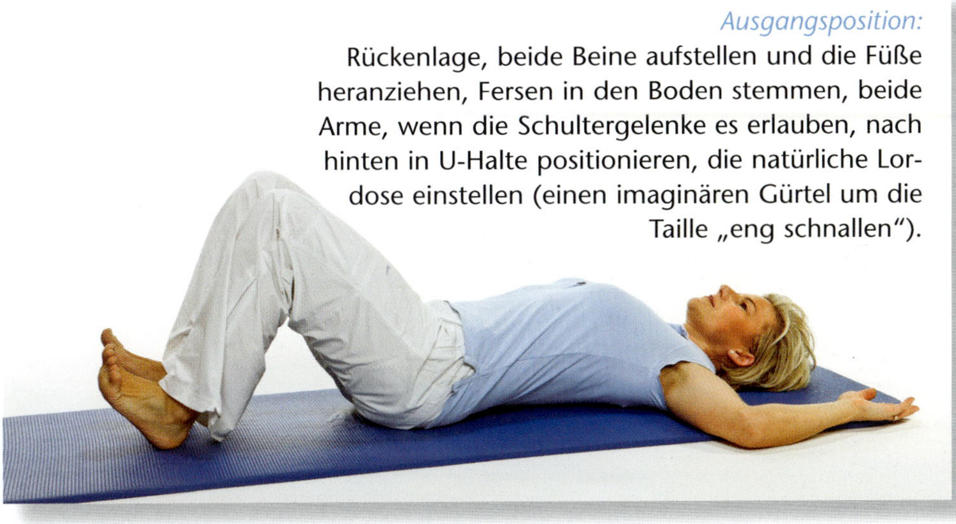

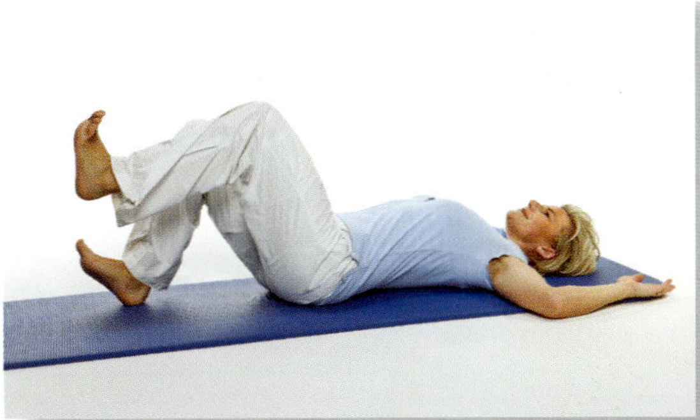

Ausführung:
Ein Bein wird herangezogen und gestreckt, dabei die natürliche Lordose beibehalten. Der Beckenboden bleibt dabei aktiviert, die Spannung für einige Sekunden gehalten.

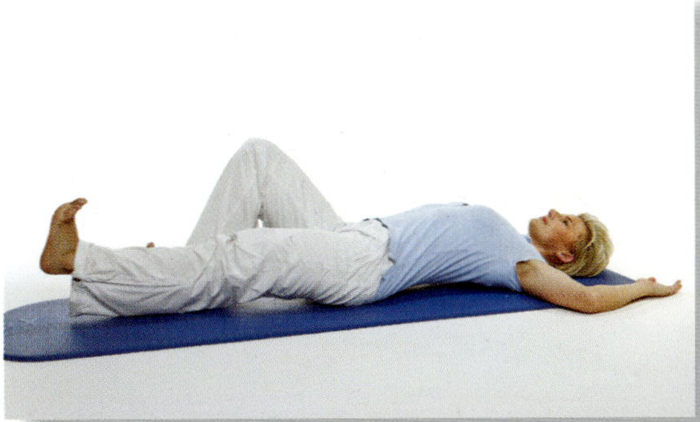

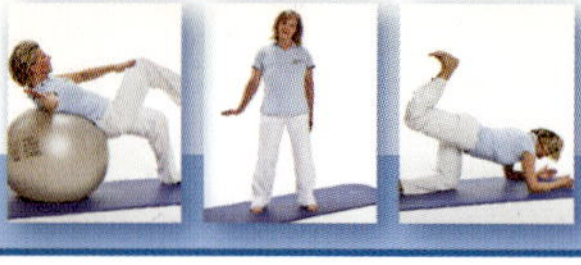

Gerade Bauchmuskulatur:

Ausgangsposition:
Rückenlage, beide Beine aufstellen, beide Hände in den Nacken legen, Kopf anheben, sanfte Spannung im Bauch aufbauen.

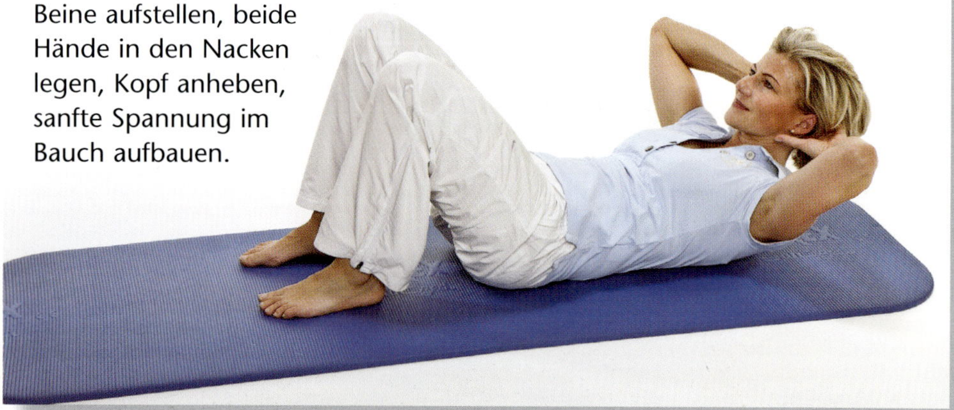

Ausführung 1:
Der Oberkörper wird einige cm angehoben und wieder gesenkt, ohne die Unterlage mit dem Kopf zu berühren. Achten Sie auf lange Hals- und Nackenmuskeln.

Schräge Bauchmuskulatur:

Ausführung 2:
Linken Fuß auf den Oberschenkel legen, linkes Knie nach außen führen (Außenrotation im Hüftgelenk), linken Arm seitlich ausstrecken und am Boden positionieren. Rechter Ellbogen wird in Richtung linkes Knie ausatmend geführt.

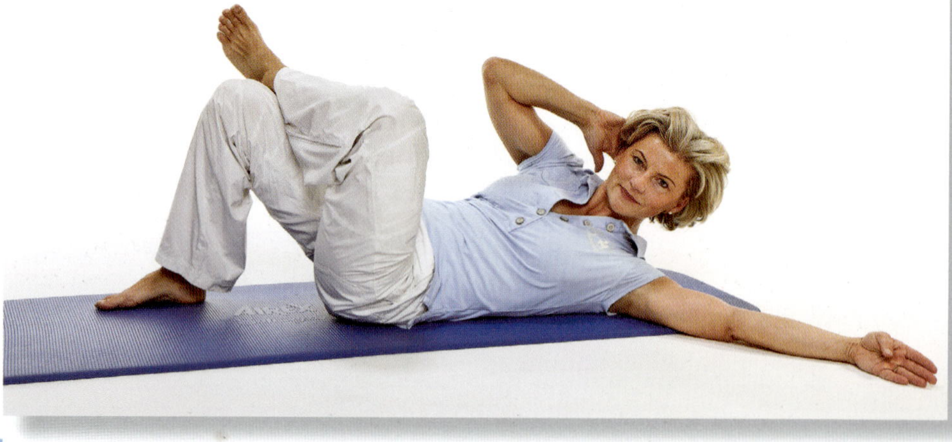

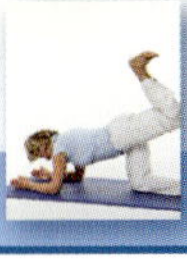
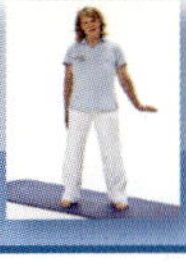
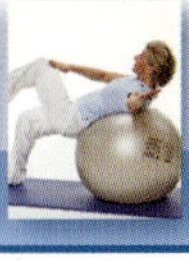

Rückenmuskulatur

Ausgangsposition:

Seitenlage, Stütz auf dem Unterarm, beide Beine anwinkeln, den oberen Arm am Becken abstützen, den Schultergürtel absenken.

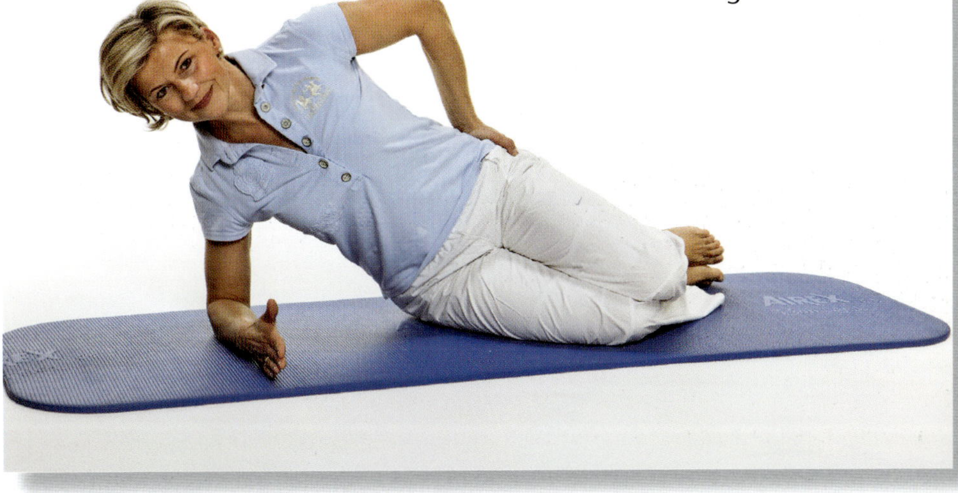

Ausführung:

Das Becken wird angehoben und entweder komplett abgelegt oder einige Zentimeter abgesenkt, ohne die Unterlage zu berühren.

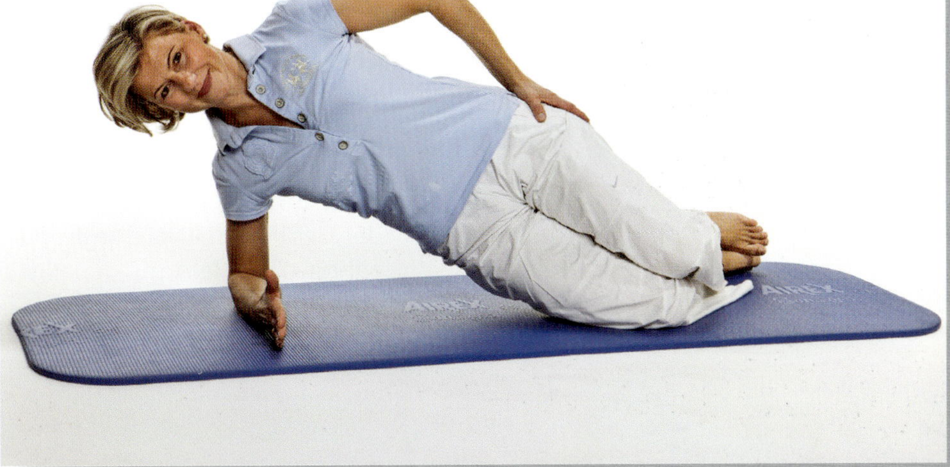

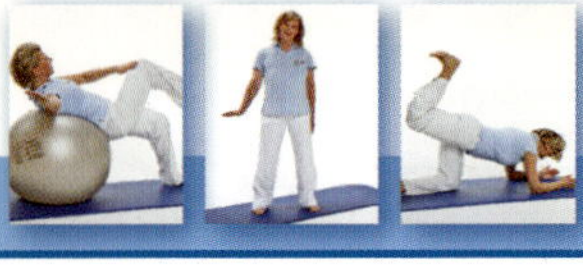

Ausgangsposition:
Bauchlage, beide Beine strecken, beide Arme in U-Form positionieren, Kopf in Verlängerung des Rumpfs halten.

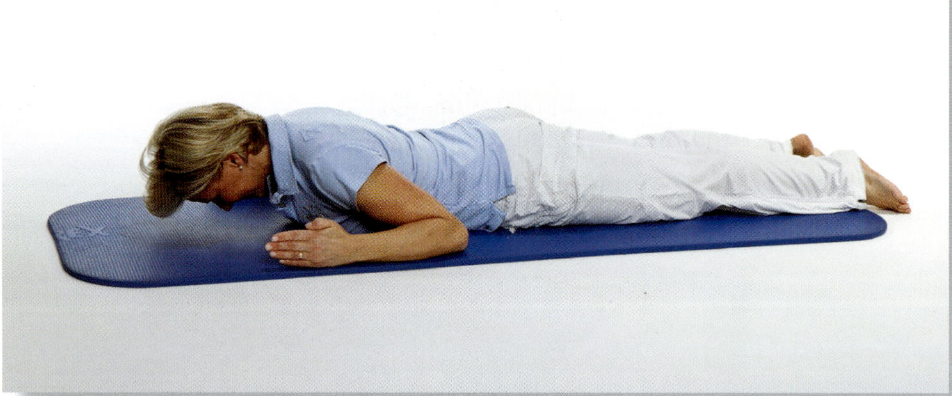

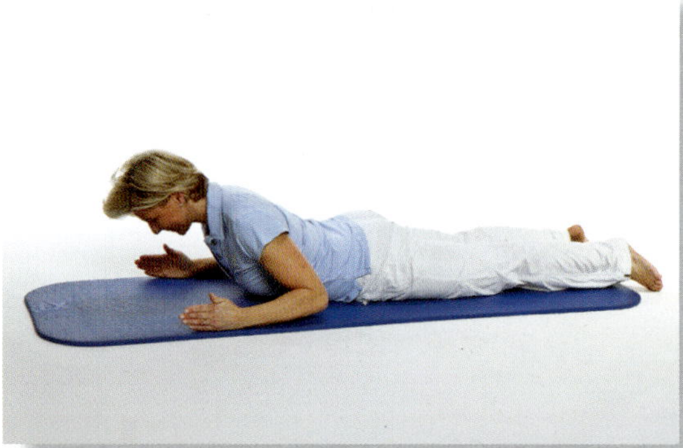

Ausführung 1:
Bauch und Gesäß anspannen, der Oberkörper wird sanft über den Unterarmstütz von der Unterlage abgehoben und wieder gesenkt.

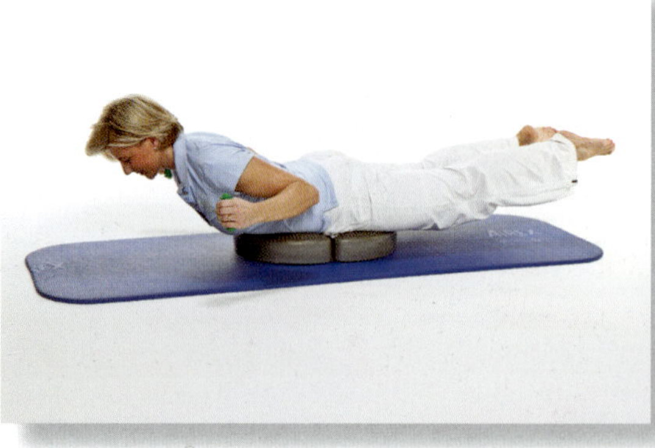

Ausführung 2 auf einer Erhöhung z. B. Aero Step XL®:
Beide Beine über Anspannung der Gesäßmuskulatur gestreckt anheben, beide Arme gebeugt anheben und die Schulterblätter zusammenführen.

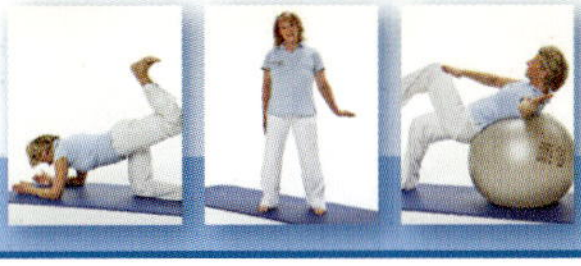

Auch im Stand mit vorgebeugtem Rumpf möglich.

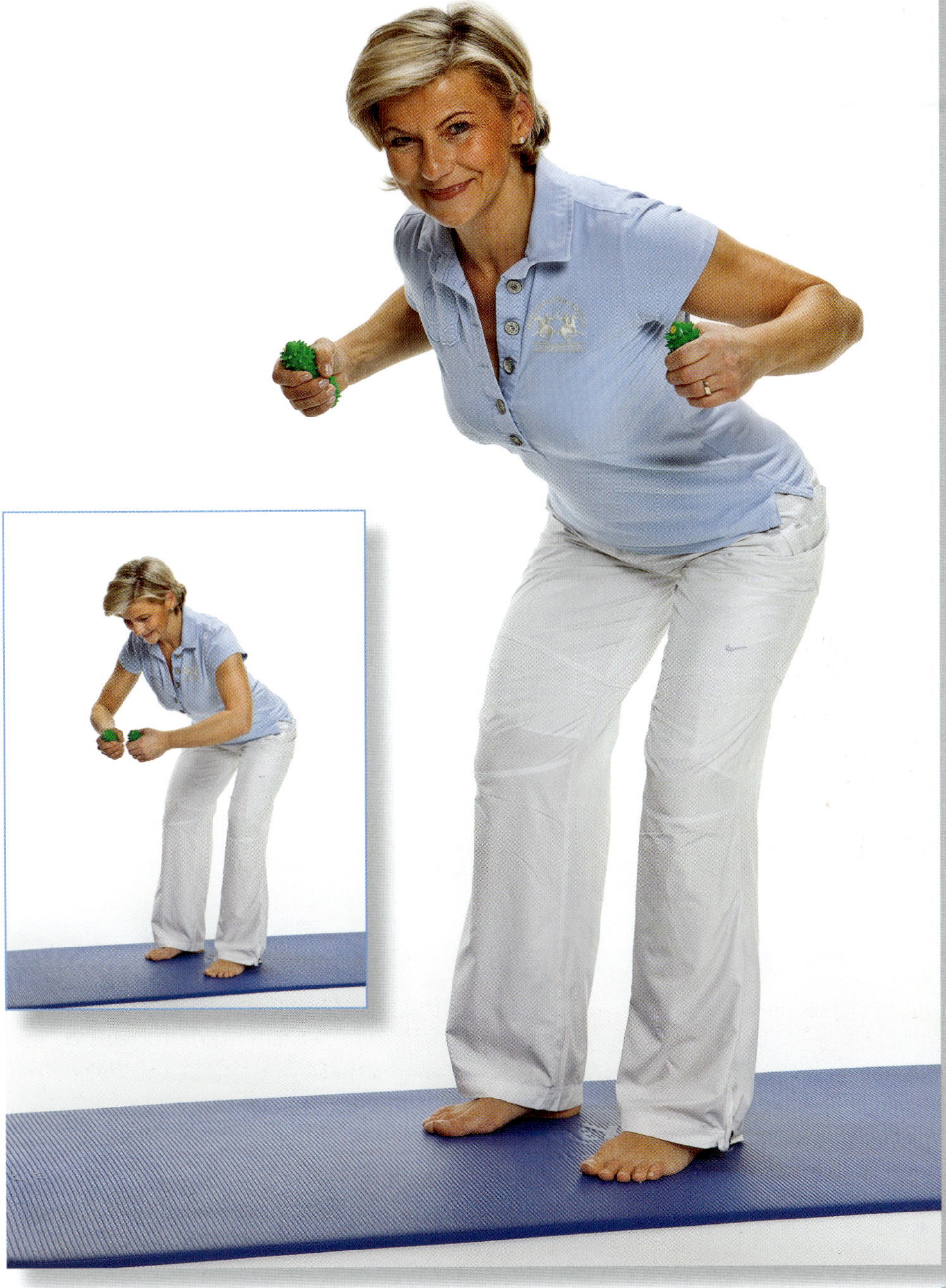

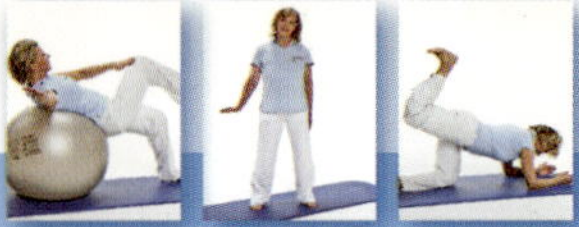

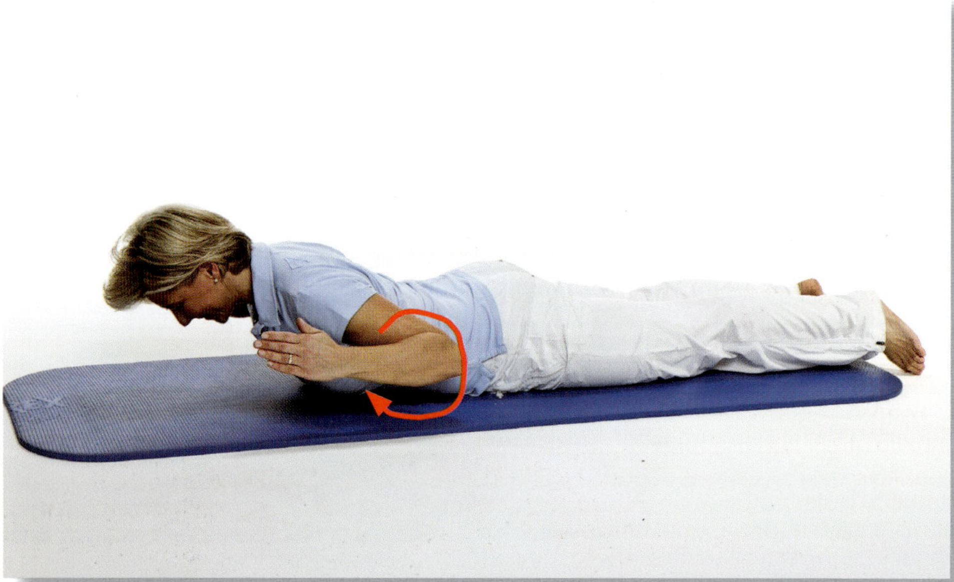

Ausführung 3:
Beide Arme werden in U-Halte angehoben und sanft kreisend nach unten bewegt.

Ausführung 4:
Ein Arm wird nach vorne im Wechsel gestreckt. Der nach hinten geführte Arm kann auf das Becken gelegt werden oder seitlich am Körper entlang nach hinten gestreckt.

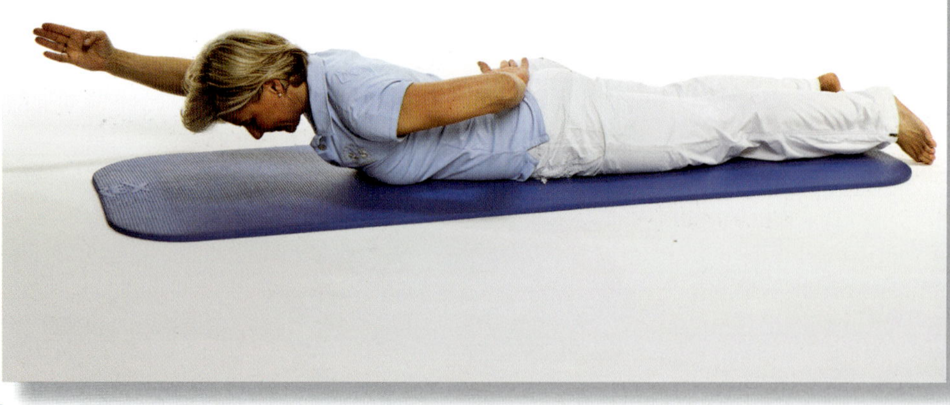

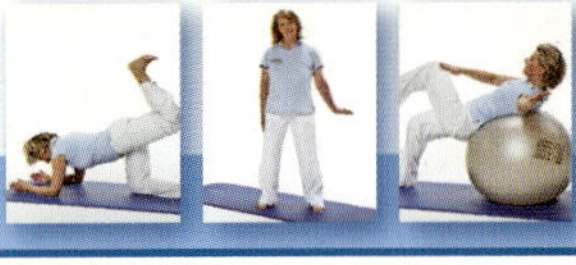

Entspannen und Dehnen

Zum Abschluss der Trainingseinheit gehen Sie in den Fersensitz und dehnen/entspannen Sie Ihre Lendenwirbelsäule.

Dehnung der Rückenmuskulatur

Fersensitz, nur wenn die Knie es erlauben (auch sitzend möglich), den Rumpf locker nach vorne verlagern, beide Arme vor oder neben dem Körper positionieren. Mit jeder Ausatmung das Becken tiefer auf die Fersen senken und das Körpergewicht mehr und mehr an die Unterlage abgeben.

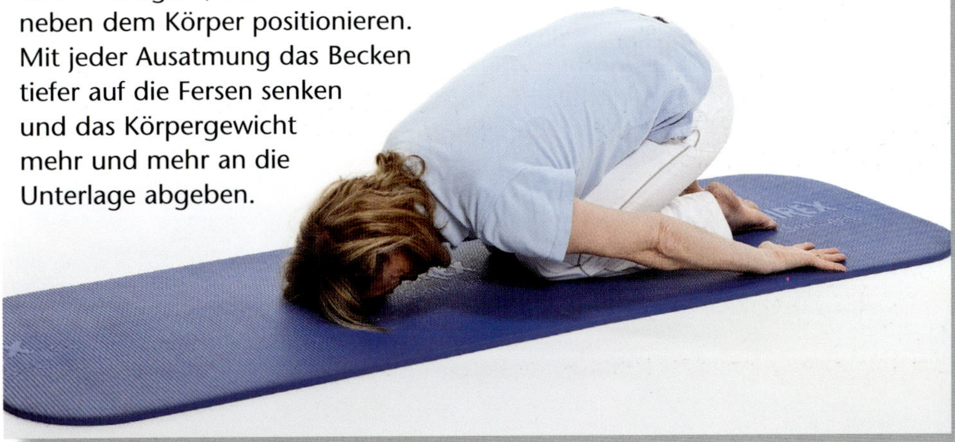

Dehnung der Bauchmuskulatur

Rückenlage, Beine und Arme so weit wie möglich strecken, sich dabei ganz lang machen. Bauchmuskeln locker lassen, in den Bauch ein- und ausatmen.

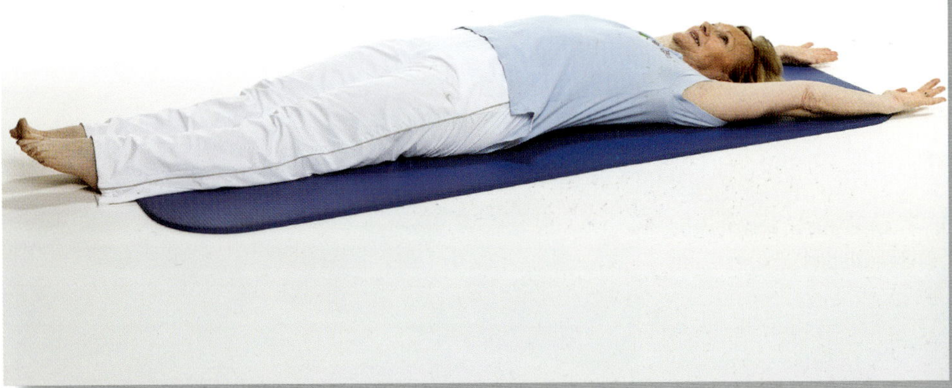

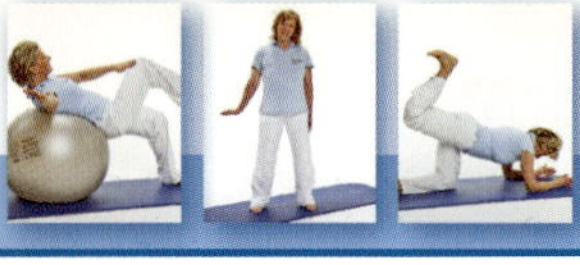

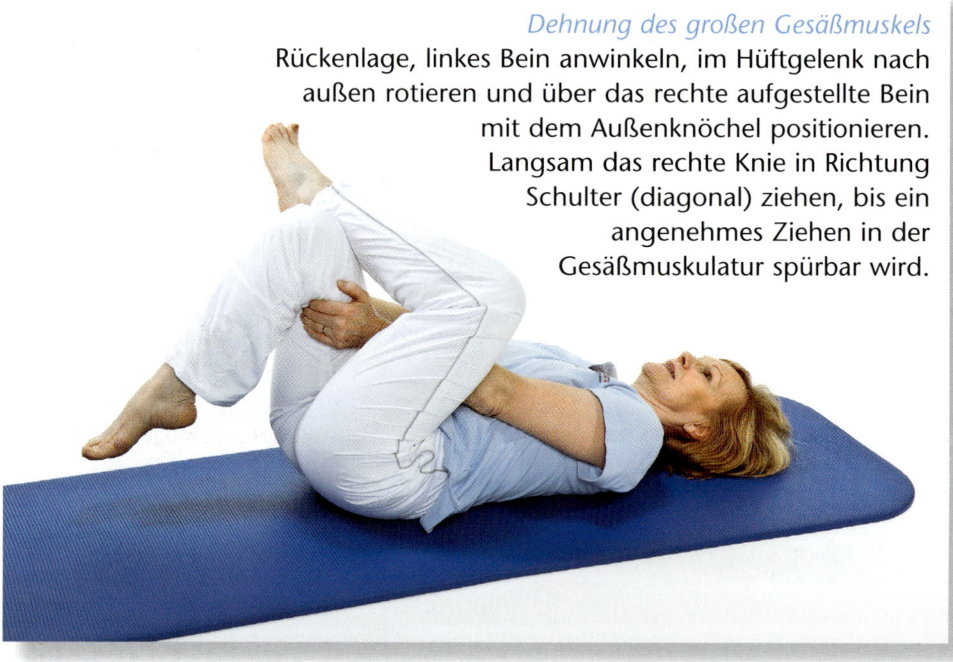

Dehnung des großen Gesäßmuskels

Rückenlage, linkes Bein anwinkeln, im Hüftgelenk nach außen rotieren und über das rechte aufgestellte Bein mit dem Außenknöchel positionieren. Langsam das rechte Knie in Richtung Schulter (diagonal) ziehen, bis ein angenehmes Ziehen in der Gesäßmuskulatur spürbar wird.

Dehnung der Kniebeuger und der Hüftstrecker

Rückenlage, ein Bein aufstellen, das andere nach oben strecken und mit beiden Händen so hoch wie möglich fassen und es sanft heranziehen, bis ein Dehnungsgefühl auf der Oberschenkelrückseite zu spüren ist. Der Nacken ist dabei locker und entspannt, die Schultern abgesenkt.

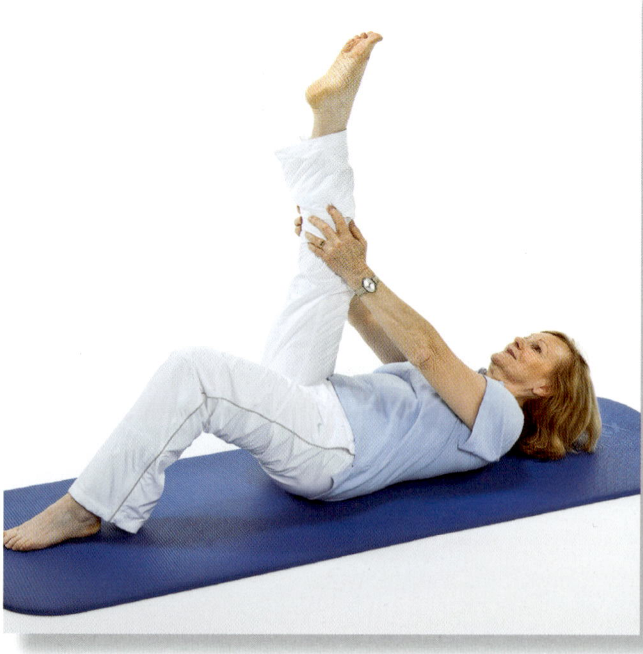

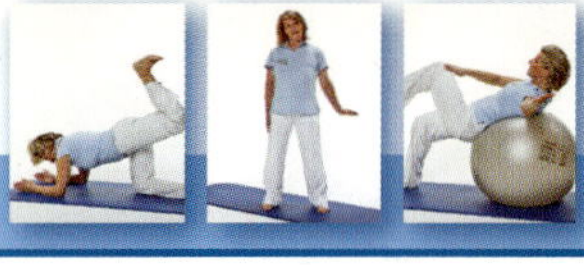

Dehnung der Kniestrecker und der Hüftbeuger

Seitenlage, unteres Bein leicht beugen, das obere Bein beugen und mit der oberen Hand am Sprunggelenk fassen, über Anspannung der Gesäßmuskulatur das Becken nach vorne schieben, dabei den Oberschenkel, so weit es geht, nach hinten führen. Auf Bauchspannung achten, der Kopf liegt möglichst gerade entspannt auf dem Oberarm.

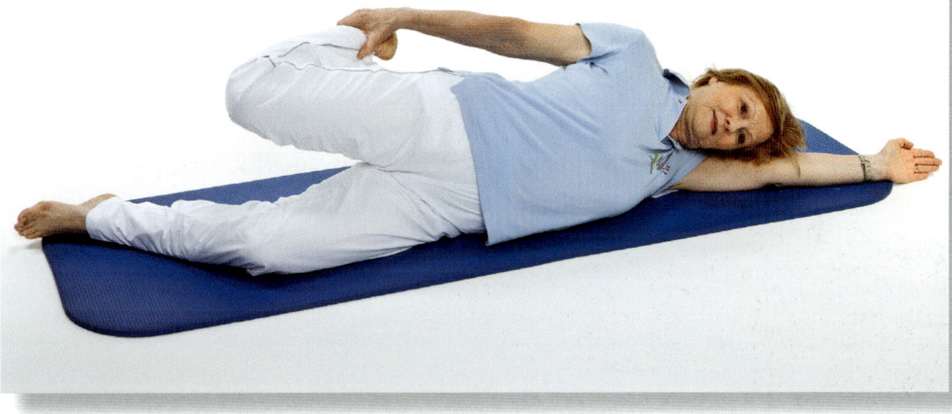

Dehnung der Abduktoren und der Brustmuskulatur

Rückenlage, beide Arme seitlich auf Brusthöhe ausstrecken, Handinnenflächen zeigen nach oben zur Decke hin, rechtes Bein gestreckt nach links verlagern und, wenn es möglich ist, ablegen, um den Dehnungsreiz zu verstärken. Den Kopf sanft nach rechts drehen.

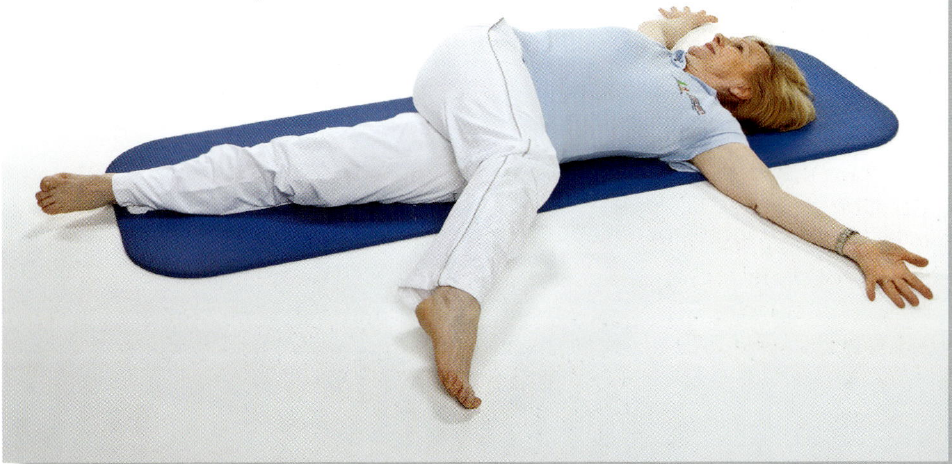

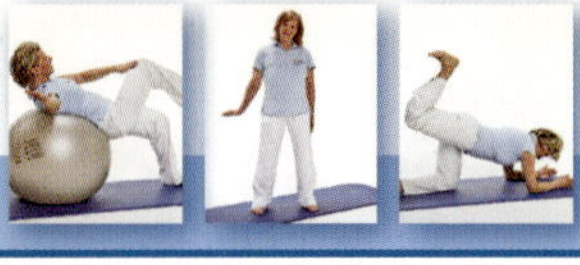

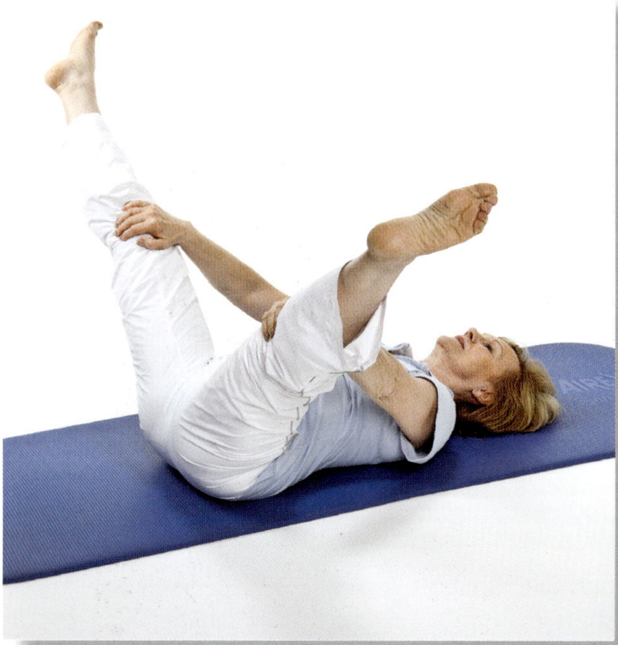

Dehnung der Adduktoren

Rückenlage, beide Beine nach oben strecken, beide Beine langsam öffnen, bis ein Dehnreiz auf der Oberschenkelinnenseite zu spüren ist. Die Dehnung kann verstärkt werden, indem mit beiden Händen auf die Oberschenkel ein leichter Druck von innen nach außen ausgeübt wird. Bewusst die Muskulatur entspannen.

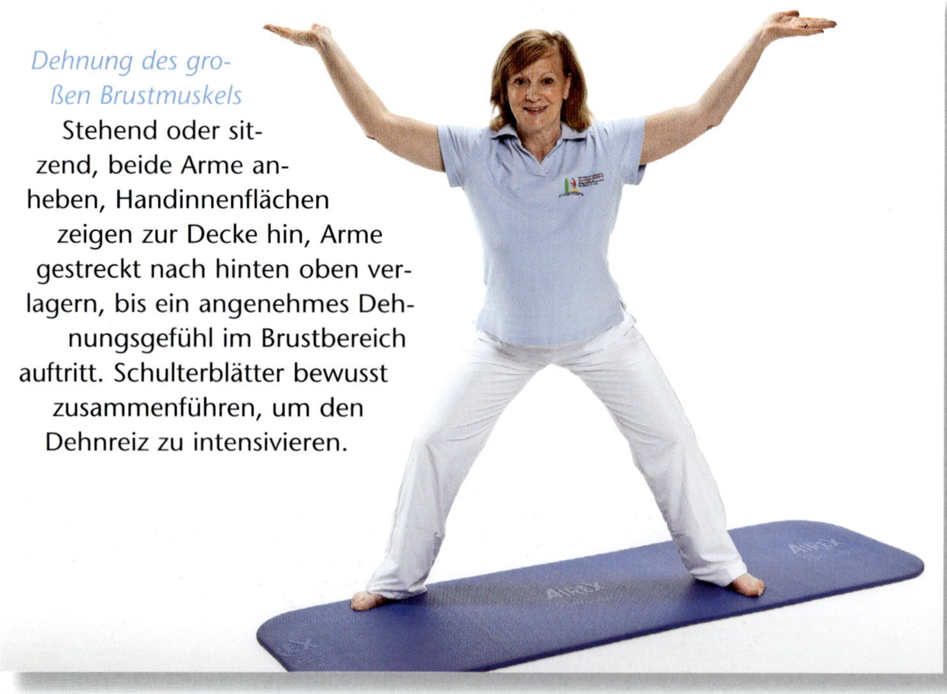

Dehnung des großen Brustmuskels

Stehend oder sitzend, beide Arme anheben, Handinnenflächen zeigen zur Decke hin, Arme gestreckt nach hinten oben verlagern, bis ein angenehmes Dehnungsgefühl im Brustbereich auftritt. Schulterblätter bewusst zusammenführen, um den Dehnreiz zu intensivieren.

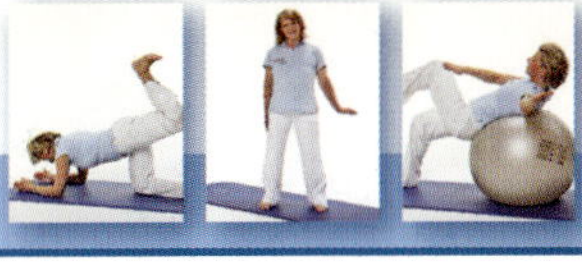

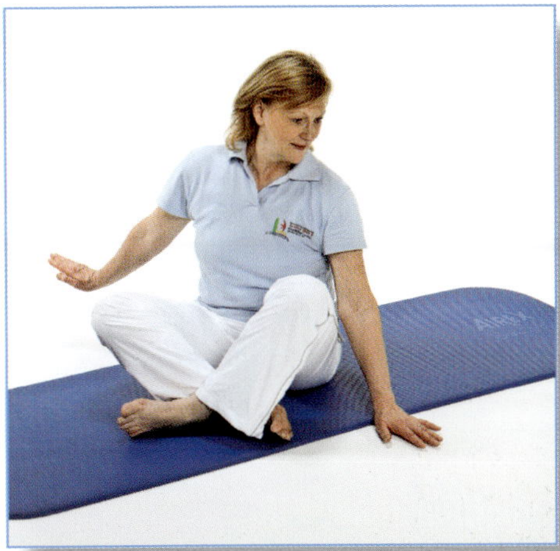

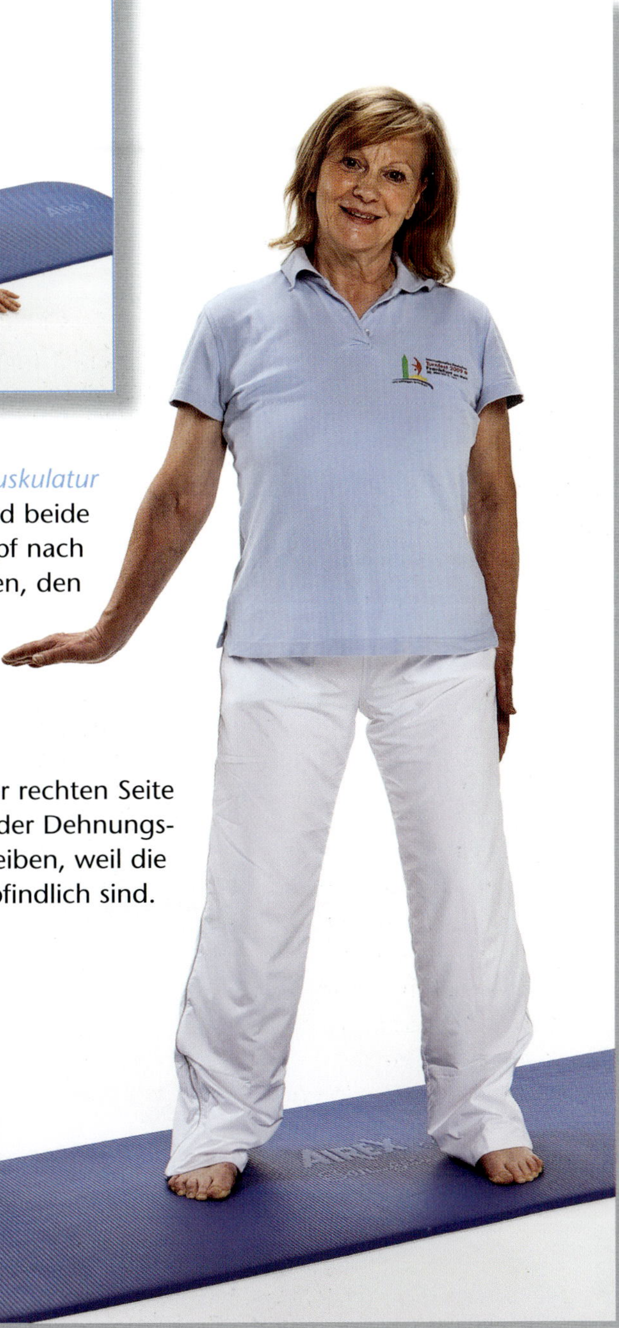

Dehnung der Nackenmuskulatur

Stehend oder sitzend beide Schultern absenken, Kopf nach links drehen und halten, den Blick nach unten richten, den rechten Arm aktiv nach unten in den Boden schieben, bis eine angenehmes Dehnungsgefühl auf der rechten Seite des Nackens entsteht. In der Dehnungsposition nur ca.10 s verbleiben, weil die Nackenmuskeln sehr empfindlich sind.

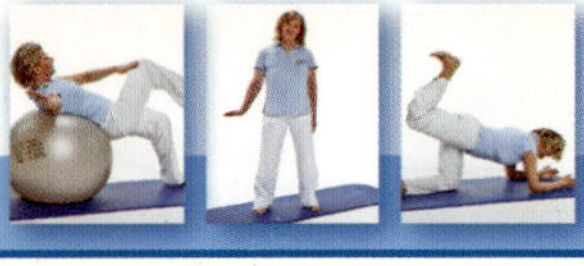

Dehnung des Trapezmuskels und des Rautenmuskels

Stehend oder sitzend, beide Hände im Flechtgriff (locker) in Brusthöhe vor dem Körper fassen, beide Arme nach vorne strecken und dabei die Schulterblätter auseinanderziehen, die Schultern bleiben tief und entspannt.

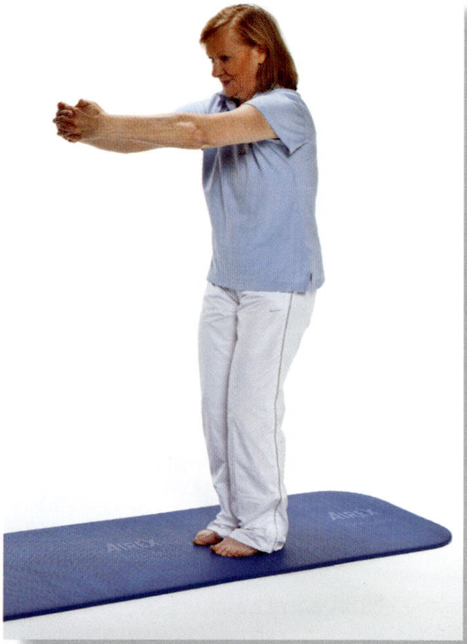

Alternativ mit dem Powerball

Dehnung der Rumpfvorderseite auf dem Powerball

Rückenlage auf dem Powerball, der Kopf liegt auf dem Ball, die Beine stehen sicher auf der Unterlage. Mit der nächsten Einatmung beide Arme langsam nach hinten führen und langsam beide Beine strecken, bis zu einer angenehmen Überstreckung der Wirbelsäule.

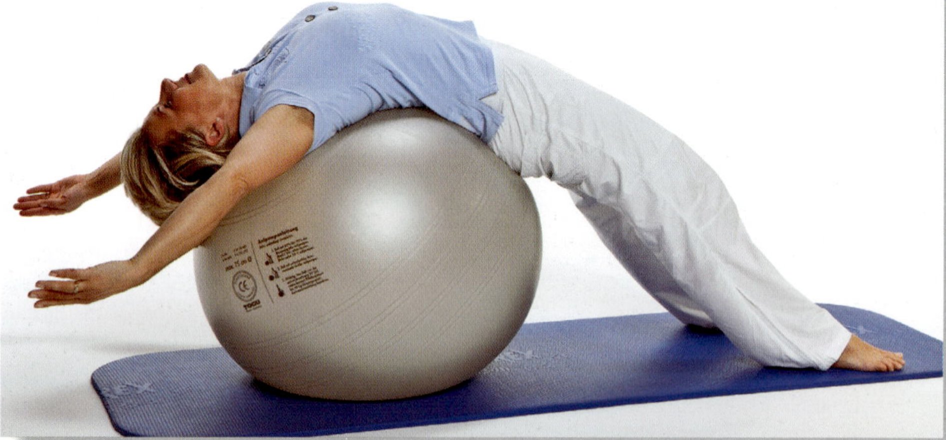

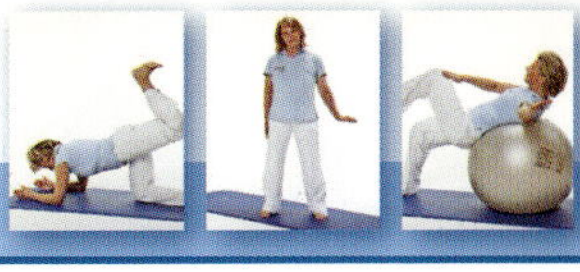

Abschlussübung: Achtsamkeit: „3-Minuten-Atemraum“

Bleiben Sie noch einen Moment sitzen und achten auf:

1. Alle Körperempfindungen, Gefühle und Gedanken bewusst wahrnehmen.

2. Den Atem beobachten und im gegenwärtigen Augenblick ruhen.

3. Den Körper als Ganzes wahrnehmen, dabei die Aufmerksamkeit auf Gedanken, Gefühle und Atem ausdehnen.

Und … alles, was Sie empfinden, ist völlig in Ordnung. Schauen Sie in jedem Augenblick tief in sich hinein, akzeptieren Sie voll und ganz die jetzige Situation, denn … es ist so wie es ist, … und es ist gut so.

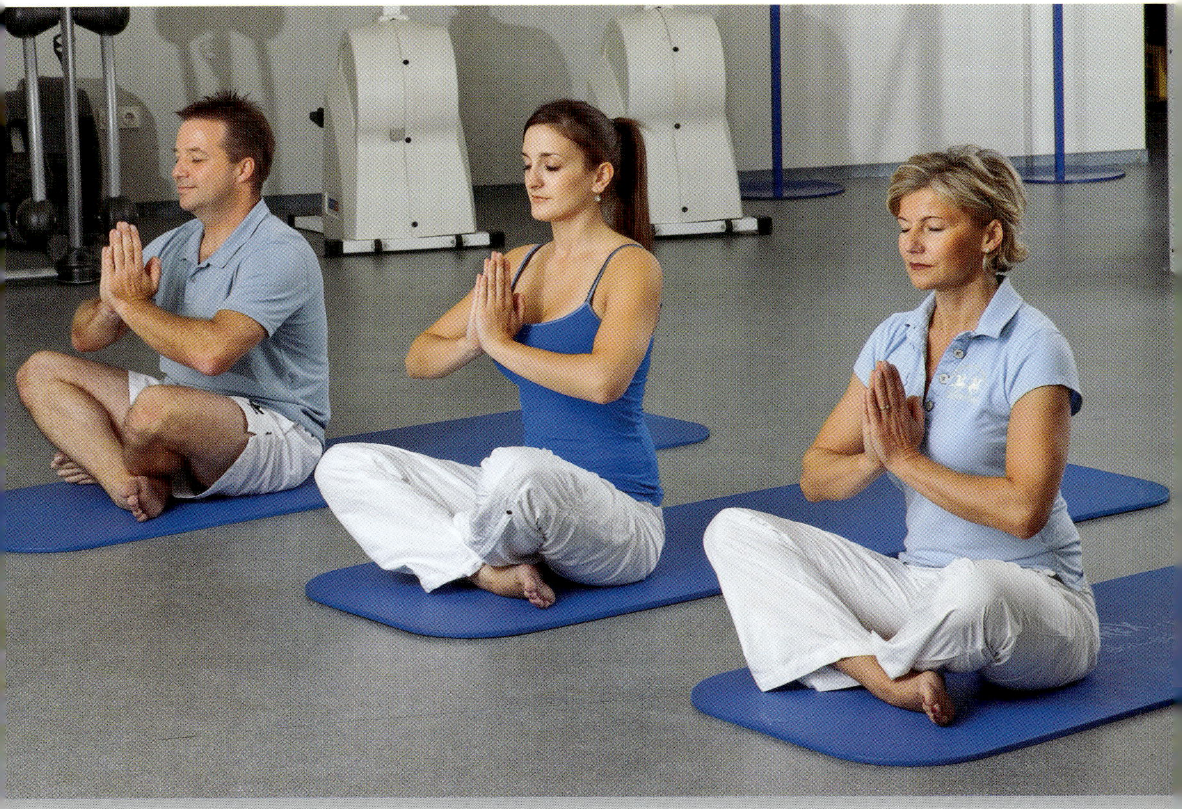

15 Hinweise zu den verwendeten Geräten

Redondoball® von TOGU

Der Redondoball® ist ein weicher Ball mit Sprung- und Widerstandseffekten, je nachdem, wie fest er aufgepumpt ist. Der besondere Zeitlupeneffekt hilft beim Lernprozess und gewährleistet eine sichere Handhabung. Diese Bälle können für Kraft-, Koordinations- und Ausdauerübungen genutzt werden.

Powerball von TOGU

Ein universelles Übungsgerät, geeignet für alle Altersklassen.

Hier wird Anti-Burst nicht nur versprochen, sondern auch garantiert. Wenn der ABS-Powerball während der Benutzung eine äußere Verletzung erfährt, dann kann er aufgrund des patentierten ABS – Anti-Burst-Systems – nicht schlagartig platzen, sondern verliert langsam die Luft. Also fast so eine Art „Airbag“. Zudem kann der ABS-Powerball während des Trainings beim Aufstehen aufgrund seines besonderen ABS-Materials nicht wegrollen, sondern bleibt am Ort. Der ABS-Powerball hüpft nicht so stark wie andere Bälle und ermöglicht so ein intensiveres Training – also mehr Effekt ohne extra Zeitaufwand und vor allem sehr sicher in der Anwendung mit Senioren.

Pilates-Rolle

Es handelt sich um eine stabile Rolle aus EVA-Material, die es in verschiedenen Längen gibt (wir empfehlen ca. 90 cm), die einen großen Einsatz im funktionellen und Personal Training findet und eine große Übungsvielfalt ermöglicht. Das Training der tiefstliegenden Muskeln (sogenannten *Stabilisatoren*) ist exzellent auf der Pilates-Rolle auch in der Rehabilitation duchführbar.

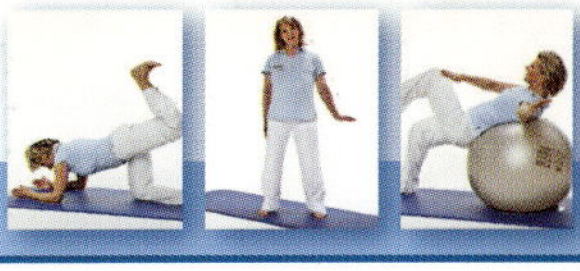

Brasils® von TOGU

Die intelligente Füllung aus Luft und Gewicht gibt Ihnen ein gezieltes Bewegungsfeedback (Schütteleffekt). Dieses moderne Gerät aus hochwertigem Ruton (270 g schwer) ermöglicht ein Tiefenmuskeltraining für Ihre Gesundheit und Figur, es ist variabel einsetzbar, intensiv und gelenkschonend.

Physiotube® von schmidt sports

Physiotubes® sind Kraftzuggeräte aus Vollgummi, ummantelt mit Schaumstoffgriffen. Durch unterschiedliche Farben gekennzeichnet, ermöglichen diese leicht handhabbaren Geräte einen unterschiedlichen Einsatz, je nach Belastungsgrad, z. B. für Anfänger, Fortgeschrittene, Junioren und als Aufbautraining nach Verletzungen.

Die weichen Griffe erlauben eine Streckung der kompletten Muskelketten. Durch den durchsichtigen, verschiebbaren Schutzschlauch ist auch ein effektives Training im Outdoor-Bereich möglich.

Anhang

1 Literaturhinweise

Baumgarten, A. (1994). *Osteoporose.* Falken-Verlag, Niedernhausen.

Banzer, W. (1990). *Präventive Sportmedizin.* perimed, Erlangen.

Baumann, H. & Leye, M. (1997). *Bewegung und Sport mit älteren Menschen.* Meyer & Meyer Verlag, Aachen.

Bold, R., Grossmann, A. & Block, R. (1989). *Stemmführung nach R. Brunkov.* Enke, Stuttgart.

Freiwald, J. & Kruse, S. (1995). *Bewegung gegen Osteoporose.* rororo, Hamburg.

Grotkasten, S. & Kienzerle, H. (1991). *Wirbelsäulengymnastik.* Heyne Verlag, München.

Hesch, D. (1993). *Osteoporose.* Orac/Wien/München/Zürich.

Hottenrott, K. (1996) (1). *Ausdauertraining.* Verlag Wehdemeier & Pusch, Winsen.

Hottenrott K. (1996) (2). *Gesundheitsorientiertes Fitnesstraining.* Band 1, Verlag Wehdemeier & Pusch, Winsen.

Kabat-Zinn, J. (2006). *Gesund durch Meditation.* Fischer Taschenbuchverlag, Frankfurt/Main.

Kempf, H.-D. (1995). *Die Rückenschule.* rororo, Hamburg.

Kersten, R. & Siebecke, R. (2010). *Gerätefitness – Das Lehrbuch zur Trainerausbildung.* Meyer & Meyer Verlag, Aachen.

Knebel, H. P. (1985). *Funktionsgymnastik.* Rowohlt Verlag, Hamburg.

Koschel D. & Ferié, C. (1997). *Vorbeugende Wirbelsäulen-Gymnastik.* Meyer & Meyer Verlag, Aachen.

Krempel, O. (1990). *Fitness über Fünfzig.* BLV-Verlag, München.

Krempel, O. (1992). *Hilfe bei Osteoporose.* BLV-Verlag, München.

Kreuzriegler, F. (1994). *Osteoporose-Selbsthilfe.* Kneipp-Verlag, Österreich.

Lauritzen & Minne (1990). *Osteoporose.* TRIAS-Thieme Hippokrates Enke, Hamburg.

Löser, A. (1995). *Osteoporose.* Schlütersche Verlagsanstalt, Hannover.

Minne, H. W. Mobiles Leben. *Zeitschrift des Kuratorium Knochengesundheit e. V., Heft 1/97,* Jahrgang 9.

Ott, U. (2010). *Meditation für Skeptiker.* O.W. Barth Verlag, München.

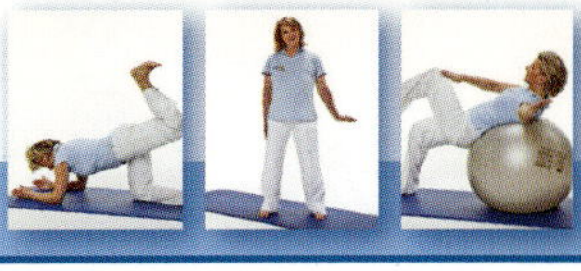

Paul, G. & Schuba, V. (1996). *Wer rastet, der rostet.* DTB-Handbuch Teil VI, Frankfurt/Main.

Pschyrembel: Klinisches Wörterbuch. Walter de Gruyter, Berlin/New York 1986.

Rauber & Kopsch. (1987). Hrsg. von Leonhardt: *Anatomie des Menschen, Lehrbuch und Atlas*, Stuttgart/New York: Thieme Verlag.

Reinhardt B. (1993). *Die große Rückenschule.* perimed-spitta, Nürnberg.

Ringe, J. D. (1993). Altersosteoporose – Prophylaxe und Therapie. *Zeitschrift für Gerontologie, 1.*

Schmidt, H. (1988). *Orthopädische Grundlagen für sportliches Üben und Trainieren.* Edition Wötzel, Frankfurt/Main.

Siegfried, I. & Banzer, W. (1990). *Präventive Sportmedizin.* perimed, Erlangen.

Sölveborn, S.-A. (1983). *Das Buch vom Stretching.* München.

Van Dolson, L. R. (1984). *Stress und doch top fit.* Saatkorn-Verlag, Hamburg.

Wiemann, K. (1993). Stretching-Grundlagen, Möglichkeiten, Grenzen. *Sportunterricht, 42,* 3, 91-105.

Ziegler, R. (1996). *Heidelberger Osteoporoseführer.* Gustav Fischer Verlag, Jena.

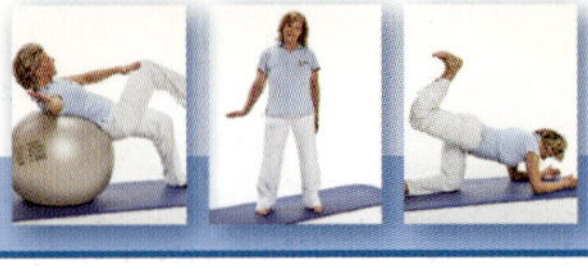

2 Ansprechpartner

1. Kuratorium Knochengesundheit e. V. Heidelberg Hettenbergring 3, 74889 Sinsheim 12. Dieses Kuratorium hat sich als gemeinnützige, unabhängige, neutrale Organisation 1987 gegründet.

   www.osteoporose.org

Es hat sich zum Ziel gesetzt:

- Schaffung eines allgemeinen Bewusstseins für die Osteoporose.
- Information über die neuesten wissenschaftlichen Erkenntnisse.
- Einrichtung von Beratungsstellen für Ärzte und Patienten.

2. Bundesselbsthilfeverband Osteoporose e. V ., Kirchfeldstr. 149, 40215 Düsseldorf.
3. Dachverband für Osteologie www.osteologie.org

   Der DVO ist der interdisziplinäre Zusammenschluss aller wissenschaftlichen Fachgesellschaften in Deutschland, Österreich und der Schweiz, die sich mit den Erkrankungen des Knochens befassen.

Ziele des gemeinnützigen Vereins sind u. a.:

- die Erforschung des Kalzium- und Knochenstoffwechsels sowie der Knochen- und Gelenkerkrankungen ...
- die Optimierung der Prävention, der Diagnostik und der Therapie osteologischer Erkrankungen in den deutschsprachigen Ländern auf dem Boden einer wissenschaftsbasierten Medizin.

4. Selbsthilfegruppen: Adressen erhältlich über das Kuratorium Knochengesundheit e. V. (siehe 1.).

3 Ausbildung zum DTB-Trainer Osteoporose

Bilden Sie sich zum DTB-Trainer Osteoporose fort!

Seit einigen Jahren bietet die DTB-Akademie für alle Interessenten eine Ausbildung zum DTB-Trainer /in Osteoporose-Prävention an.

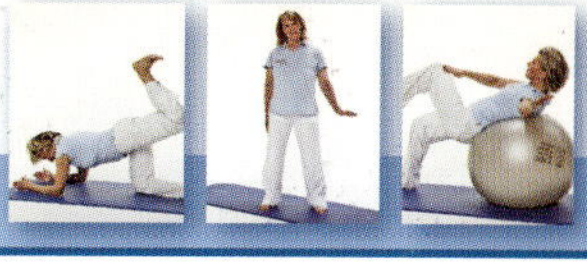

Inhalte der Ausbildung sind u. a.:

- Entstehung der Osteoporose und Symptomatik
- Kriterien der Diagnosesicherung
- Stellenwert des Sportes und der Bewegung in der Osteoporose-Prävention
- Ernährung
- Krafttraining/Muskeltraining als Schwerpunkt
- Koordinationsschulung
- Psychomotorik

Nach der Ausbildung erhält der Teilnehmer ein Zertifikat. Diese Ausbildung wird des weiteren für die Verleihung des PLUSPUNKT GESUNDHEIT DTB anerkannt. Termine /Infos unter www.dtb-akademie.de

4 Glossar

Abduktion – seitliches Heben (eines Arms/Beins)
Abduktoren – Beinabspreizmuskeln
Adduktion – Heranziehen (eines Arms/Beins)
Adduktoren – Beinanziehermuskeln
Androgene – männliche Sexualhormone, z. B. das Testosteron (Keimdrüsenhormone)
Anteversion – Heben nach vorn (eines Arms)
Atrophie – Schrumpfung einer Zelle bzw. von Zellverbänden durch Abnahme der Zellmasse (z. B. Muskelatrophie)

BWS – Brustwirbelsäule

Demineralisierung – Verarmung des Gewebes an Mineralien (z. B. Kalkmangel etc.)
Dorsalextension – Rückenstreckung
Dysbalance – funktionelles Ungleichgewicht; Störung im harmonischen Zusammenspiel einzelner Organsysteme (z. B. Muskeln)

Elevation – seitliches Heben des Arms, über 90° hinaus
Extension – Streckung
Extensoren – Gelenkstreckmuskeln

Extremitäten – Arme und Beine
Exzentrische Muskelarbeit – Spannungsentwicklung des Muskels, bei dem sich die Länge des Muskels trotz Kontraktion ändert (nachgebende Arbeitsweise)

Flexion – Beugung
Flexoren – Gelenkbeugemuskeln
Fraktur – Bruch

HWS – Halswirbelsäule
Hyper – über, z. B. Hyperextension: Überstreckung
Hyperlordose – Hohlkreuz
Hypertrophie – Vergrößerung einzelner Zellen und Gewebsbestandteile ohne zahlenmäßige Zunahme (z. B. Muskelhypertrophie)

Immobilisation – Ruhigstellung (z. B. bedingt durch eine Operation oder Gips)
Intermuskuläre Koordination – Zusammenspiel motorischer Einheiten verschiedener Muskeln
Intramuskuläre Koordination – Zusammenspiel zwischen den Muskelzellen verschiedener motorischer Einheiten in einem Muskel
Ischiocrurale Muskulatur – Kniegelenkbeugermuskulatur
Isometrische Kontraktion – Spannungsentwicklung des Muskels ohne sichtbare Verkürzung
Isotonische Kontraktion – Muskelverkürzung bei gleichbleibender Spannung

Kapillaren – haarfeine Aufzweigungen des Gefäßsystems in den Organen
Kompakta – äußere, harte Knochensubstanz
Konzentrische Muskelarbeit – Spannungsentwicklung des Muskels unter Verkürzung (überwindende Arbeitsweise)
Kortikalis – s. Kompakta
Kyphose – Krümmung der Wirbelsäule nach hinten (z. B. Brustwirbelsäule)

Lateralflexion – Seitbeugen
Lordose – Krümmung im HWS- und LWS-Bereich
LWS – Lendenwirbelsäule

Mobilisierung/Mobilisation – Beweglichkeit der Gelenke
Musculus (i) – Muskel (-n)

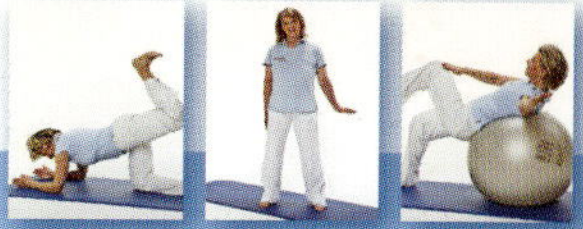

Osteo – Wortteil mit der Bedeutung Knochen
Osteoblasten – Knochenzellen, die die Knochensubstanz aufbauen
Osteoklasten – Knochenzellen, die die Knochensubstanz abbauen
Osteomalazie – Knochenerweichung
Osteopenie – verminderte Knochenmasse ohne Bruch
Osteoporose – Knochenschwund, quantitative Verminderung des Knochengewebes
Osteozyten – Knochenzellen
Östrogene – Hormone, die in den Eierstöcken gebildet werden

Periost – Knochenhaut
Prävention – Vorbeugung, Prophylaxe
präventiv – vorbeugend, verhütend
Pronation – Einknicken des Fußes nach innen, drehen der Hand nach innen, so dass die Handinnenfläche nach unten zeigt

Rachitis (s. g. Englische Krankheit) bezeichnet eine Erkrankung eines wachsenden Knochens, mit gestörter Mineralisation der Knochen und Desorganisation der Wachstumsfugen bei Kindern. Unterschieden wird zwischen der Kalzium-Mangel-Rachitis (Ursache: Vitamin-D-Mangel) und der seltenen Phosphat-Mangel-Rachitis.
Retroversion – Zurückführen (nach hinten) des Arms
Rotation – Drehung

Skoliose – seitliche Verkrümmung der Wirbelsäule
Spongiosa – Substanz des Knochengewebes, schwammartiges Gerüstwerk feiner Knochenbälkchen (innere Schicht)
Stretch – dehnen, recken, strecken
Supination – Einknicken des Fußes nach außen, drehen der Hand nach außen, so dass die Handinnenfläche nach oben zeigt.

Therapie – Krankheitsbehandlung

Ventralflexion – Nachvornbeugen des Rumpfs

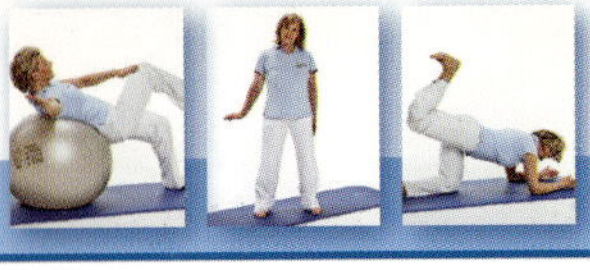

5 Sachregister

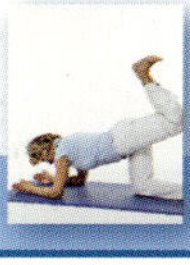
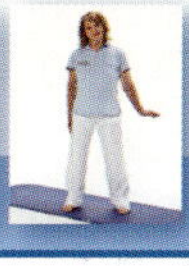
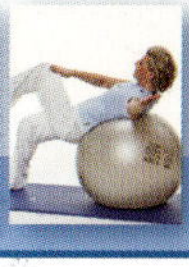

Bildnachweis:

Coverfoto und Bilder Innenteil: Wolfgang Hartmann, Hanau
Covergestaltung: Sabine Groten
Abbildungen/Grafiken/Zeichnungen S. 22-23 und im Kapitel Kräftigung:
Pascal Schuba, Gelnhausen
Umschlagfotos: iStockphoto/Thinkstock

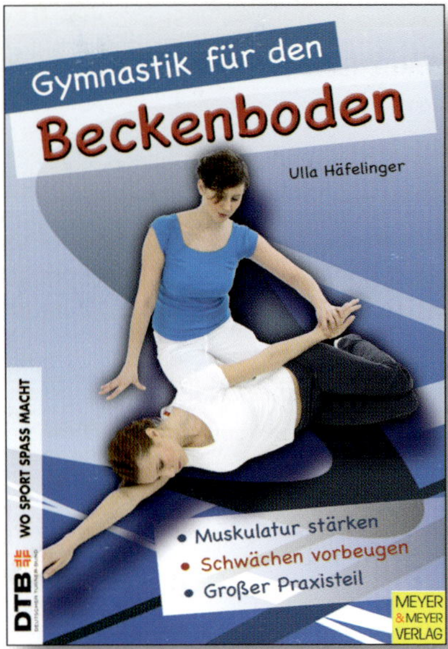

Wo Sport Spaß macht
Ulla Häfelinger
Gymnastik für den Beckenboden

Die Beckenbodenschwäche mit all ihren Symptomen ist immer noch ein Tabuthema. Mit diesem Buch sollen nicht nur Übungsleiter angesprochen werden, sondern es gibt auch wertvolle Hilfestellungen für den Betroffenen selbst.

5., überarbeitete Auflage

120 Seiten, in Farbe, 125 Fotos, 23 Abb.
Paperback mit Fadenheftung, 16,5 x 24 cm
ISBN 978-3-89899-539-9 € [D] 16,95
E-Book 978-3-8403-0452-1

Fit ein leben lang
Kurt Zimmer & Isabell Ratka
Gymnastik – effektiv & schonend

Dieses Buch umfasst Kräftigungs-, Dehn- und Entspannungsübungen, die mit den unterschiedlichsten Geräten ausgeführt werden können. Durch gezielte Übungen bleiben Kraft, Ausdauer und Beweglichkeit erhalten. Auch die geistige Fitness wird trainiert.

288 Seiten, in Farbe, 55 Fotos, 11 Abb., 1 Tab.
Klappenbroschur, 16,5 x 24 cm
ISBN 978-3-89899-505-4 € [D] 19,95
E-Book 978-3-8403-0451-4

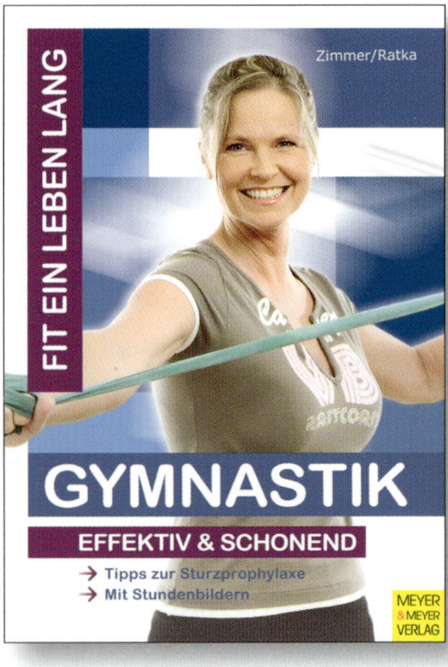

Viele weitere Titel finden Sie auf

www.dersportverlag.de

Preisänderungen vorbehalten und Preisangaben ohne Gewähr!

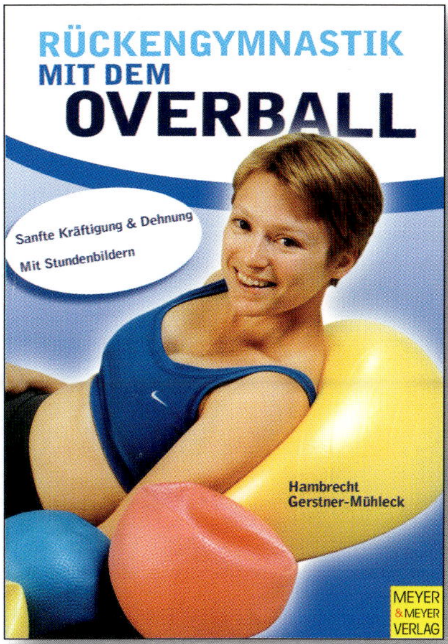

Katja Hambrecht & Irene Gerstner-Mühleck

Rückengymnastik mit dem Overball

Rückenschmerzen sind inzwischen eine häufige und ernst zu nehmende Volkskrankheit, die oft mit einem enormen Leidensdruck im Alltag verbunden ist. Hier stellt der Overball ein preiswertes und praktisches Übungsgerät dar, das Ihnen viel Freude beim Üben bereiten wird.

2., erweiterte Auflage

144 Seiten, in Farbe, 107 Fotos, 2 Abb.
Klappenbroschur, 16,5 x 24 cm
ISBN 978-3-89899-559-7 € [D] 16,95
E-Book 978-3-8403-0577-1

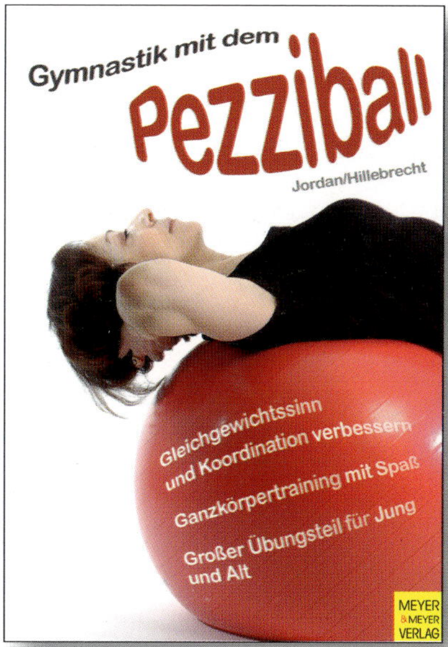

Alexander Jordan & Martin Hillebrecht

Gymnastik mit dem Pezziball

Übungsprogramme

Der Pezziball bietet vielfältige Übungsgelegenheiten – für Jung und Alt, zu Hause und in der Freizeit, alleine und in der Gruppe. Neben theoretischen Hintergrundinformationen finden die Leser hier eine Vielzahl von Übungen vor.

6. Auflage

176 Seiten, in Farbe, 168 Fotos, 14 Abb., 1 Tab.
Paperback mit Fadenheftung, 16,5 x 24 cm
ISBN 978-3-89899-473-6 € [D] 16,95
E-Book 978-3-8403-0163-6

Alle Bücher auch als E-Books – bequem & sicher, powered by mediaTresor SECURE E-BOOK

MEYER & MEYER VERLAG
Von-Coels-Str. 390
52080 Aachen
www.dersportverlag.de

Tel.: 02 41 - 9 58 10 - 13
Fax: 02 41 - 9 58 10 - 10
E-Mail: vertrieb@m-m-sports.com
oder bei Ihrem Buchhändler

MEYER
& MEYER
VERLAG

VLf
6
Paul